い整腸術

藤田紘一郎

PHP文庫

○本表紙図柄＝ロゼッタ・ストーン（大英博物館蔵）
○本表紙デザイン＋紋章＝上田晃郷

はじめに

日本人の2人に1人ががんになり、3人に1人ががんで亡くなっているといわれています。

いまやがんは「国民病」となり、だれにとっても人ごとではなくなってきました。なぜ、こんなにもたくさんの人が、がんになるのでしょうか。

日本人の免疫力が総じて低下しているからです。がんは、免疫力が低下したときに起こる病気なのです。

免疫力とは、簡単にいえば、病気を防ぎ、治す力のことを指します。その免疫をつくっているのはどこかご存じでしょうか。

答えは、腸です。腸が免疫力の70パーセントをつくっています。腸は、消化吸収を司《つかさど》るだけの臓器ではありません。人体最大の免疫器官なのです。

残りの30パーセントの免疫力をつくっているのは、心です。心の状態も免疫力の強さを左右します。現代社会はストレスに満ち、心の底から笑える機会がめっきり減っています。こうなると、心の免疫力が低下し、がんという病が近づいてきます。

心の状態は、脳がつくりだしていると思っている人は多いでしょう。しかし、腸の役割も大きいのです。とくに人の幸福感は腸がつくっていることが、私たちの研究によりわかってきました。

がんを遠ざけられる心とは、幸福度の高い心です。腸をよくすれば、それだけで心の幸福度が上がります。つまり、腸は心の免疫力にも強く影響しているのです。

こうして考えれば、腸の免疫力の70パーセントと心の免疫力の30パーセントを合わせて、腸が免疫力のすべてのカギを握っているといってもいいすぎではないでしょう。腸を整えれば、１００パーセントの免疫力が身につくのです。

こうなったとき、私たちはがんを遠ざけることができます。がんという病を恐れることはありません。がんは、腸を整えることで予防できる病気なのです。

読者のなかには、がんと診断され、余命を宣告されている方もおられるでしょう。決して絶望しないでください。末期がんと診断されながら、すっかり元気になった人を、私は大勢知っています。腸を整える生活を始めたことで、みずからの命を救った人たちです。

日本人の免疫力が総じて低下しているのは、腸を大事にしていないからです。

私たち現代人がよかれと思って築いてきた文明社会は、清潔で、とても便利で、しかも飽食です。一見、居心地のよい社会ですが、腸を弱体化させ、免疫力を低下させるように誘導してきました。このことが、がん患者をこんなにも増やしてしまっている、と私は考えています。

それでは、どうすれば腸を整え、免疫力を100パーセントの状態に高めることができるのでしょうか。

第1章では「腸」、第2章では「ストレス」、第3章ではミトコンドリアなどの「体内エンジン」、第4章では「腸内細菌」、第5章では具体的な「体調管理のしかた」という内容から、がんを遠ざける方法を探っていくことにしましょう。

本書を読み終えたとき、「なんだ、がんを遠ざける方法って、意外と簡単なんだ」と思っていただけるでしょう。日本じゅうの人が「がんにならない整腸術」を身につけ、本書ががんの少ない社会を築く一助になることを心から願っています。

目次…がんにならない整腸術

はじめに

第1章 腸を大事に生きてきましたか？
腸が元気ならがんにはならない

がん細胞は毎日1万個も生まれている!? …… 18
ポイント がんを人ごとと思っている人ほどがんになりやすい

がんは自分の弱い部分にできる …… 20
ポイント がん細胞を野放しにすると進行してしまう

遺伝的にがんになる確率は5パーセント …… 22
ポイント がん遺伝子をもっているからといって、がんになるわけではない

がんに冒されやすい生活がある …… 24
ポイント 40歳を過ぎて離婚した男性はがんになりやすい

がんになる人、ならない人の違い …… 26
ポイント がんの成長スピードは個人差があり、免疫力による

腸は「考える臓器」……28
ポイント　かつて過酷な自然界のなかで、免疫力の強いものだけが生き残ってきた
あらゆるがんは免疫力の低下から起こる……30
ポイント　がんを遠ざけるためには、腸の免疫力を鍛えればよい
がん細胞を増産する「活性酸素」……32
ポイント　必要な物質だが、多くなりすぎると危険
いま、がん患者が増えているわけ……34
ポイント　駅の改札を通るだけでも活性酸素が発生している！
白髪や薄毛は活性酸素量を表すバロメーター……36
ポイント　白髪や抜け毛が突然多くなったら、活性酸素が充満している可能性が
腸内細菌は万病を防ぐ……38
ポイント　腸内細菌の働きは現代医療をも上まわる
腸には「もう1人の自分」が棲んでいる……40
ポイント　腸内フローラを色とりどりのお花畑にすることをめざす
活性酸素を無毒化する腸内フローラ……42
ポイント　腸内細菌を増やすと活性酸素の量を抑えられる
日本人ならば海藻を毎日食べなさい……44
ポイント　海藻類を毎日食べているとがん予防になる
のどの渇きを放置してはいけない！……46
ポイント　「たかが水」と水分補給を怠らない

腸年齢を若返らせる乳酸菌パワー……48
ポイント 理想のウンコを毎日出している人はがんにならない
腸に棲む「マイ乳酸菌」を育てる方法……50
ポイント 「きな粉豆乳ドリンク」でラクラク快便生活
「乳酸菌は生きて腸に届くほどよい」はウソ……52
ポイント ヨーグルトは、まず2週間食べてみる
日本人の腸には味噌があう……54
ポイント 「大豆、米、麦、麹、天然塩」だけでつくられた味噌を選ぶ
「マイ乳酸菌」は味噌にいる……56
ポイント 本物の味噌を探したり手づくりしたりするのもいい
日和見菌が腸内環境を支配する……60
ポイント 日和見菌を善玉菌の味方につける
「デブ菌」に腸を乗っ取られてはいけない……62
ポイント 食物繊維たっぷりの食事で「ヤセ菌」を増やす
太っている人ほどがんになりやすい……64
ポイント 肥満の人の腸は「デブ菌」に占拠されている
キャベツにはがんを抑制する作用がある……66
ポイント 「食前キャベツ」で腸内環境を整える
がんを遠ざけてくれる野菜たち……68
ポイント スーパーマーケットの山積み新鮮野菜を食べる

プロポリスは強力な抗酸化物質……70
ポイント プロポリスはがん細胞を殺す作用に長けている
プロポリスの上手な選び方……74
ポイント ブラジルのミナス高原のものが最高品質

第2章 がんばりすぎていませんか？

がんはストレスからやってくる

「がんと闘います」という人ほど早死にしやすい？……78
ポイント 闘わず、リラックスすると免疫細胞が活性化する
がんになりやすい性格がある……80
ポイント ストイックでまじめな性格はがんをつくりやすい
下痢・便秘をくりかえす人は要注意……84
ポイント ストレス性の下痢症・便秘症も腸内環境を悪くする
リラックスの時間を努めてでも増やす……86
ポイント 適当にサボれる人ほど長生きできる
臭いオナラは腸からのSOS……88
ポイント オナラはがまんせず元気よく出す
人の幸福感は腸内細菌がつくっている……90
ポイント 腸内細菌を慈しんでいれば、ストレスを感じにくくなる

腸内細菌と幸せホルモンの深い関係……92
ポイント 腸内細菌を元気にすれば、ビタミンの合成力が高まる
「がんうつ」も腸がつくっていた！……94
ポイント がんと向かい合うより、腸に目を向けよう
「時間がない」と簡便な食事をしていませんか？……96
ポイント ジャンクフードは腸を汚す毒
保存料が腸内細菌を減らす……98
ポイント 食品パッケージの原材料欄を必ずチェック！
「保存料無添加」に安心してはいけない……100
ポイント ジャンクフードを食べていると大便が小さくなる
がんが味覚を変える……102
ポイント 冷たいもの、甘いものはがん細胞を成長させる
「がん生存率」「余命」を気にしない……104
ポイント 医者が提示する数字よりも自分の生命力を信じる
「余命2カ月」と宣告された私の友人……106
ポイント 「楽しい」「好き」と思える予定をどんどんつくろう
夢中になれることに「参加」する……108
ポイント 「好きなこと」「楽しいこと」に命をかける
依存心の強い人は危ない……110
ポイント 医師のいうことを鵜呑みにしてはいけない

治療を医師まかせにしない……112
ポイント 3大治療よりも免疫力の向上がまず大事
あなたが笑えばNK細胞も笑う……114
ポイント 毎日1時間、大いに笑う時間をもとう
がん検診は自分の意志で行う……116
ポイント 医療被曝によって新たながんを生み出す危険性を知っておく

第3章 ミトコンドリアを意識していますか？

体内エンジンを乱れさせてはいけない

人の体は2つのエンジンを搭載している……120
ポイント 体内エンジンの使い方を意識する
40代までが大事な「子づくりエンジン」……122
ポイント 男性力を高めるには睾丸を冷やすとよい
50歳を過ぎたら大事な「長生きエンジン」……124
ポイント 50歳前後になったらメインの体内エンジンを切り替える
人類が2つの体内エンジンをもった理由……126
ポイント 「低糖質」「高酸素」「高体温」の体内環境をつくる
更年期は「長生きエンジン」への更新期……128
ポイント 更年期を迎えられたことを素直に喜ぶ

ミトコンドリアががん細胞に死を与える …… 130
ポイント 活性酸素は悪さばかりしているのではない
がん細胞をつくりだす「ワールブルク効果」 …… 132
ポイント 50歳を過ぎたら白米、麺類、パンは食べない
糖質に偏った食事が現代人のがんを増やす …… 134
ポイント 玄米や五穀米などの全粒穀物を主食とする
玄米があれば「1日30品目」も必要ない …… 136
ポイント 玄米は夏8時間、冬12時間、しっかり浸水
腸ほど老化しやすい臓器はない …… 138
ポイント 海藻と緑茶、シイタケ、トマトで腸を若返らせる
ミトコンドリアは自力で増やせる …… 140
ポイント 新しいミトコンドリアを増やす秘訣は「腹八分目」
「ちょいキツ運動」の意味するところ …… 142
ポイント 好きな運動を「ちょっとキツイな」と感じる程度に楽しむ
1回1分程度の運動でもよい …… 144
ポイント 「イチロー式四股踏み」で下半身を強化
体に酸素をたっぷり送り込む …… 148
ポイント 1日3回、丹田呼吸法をする
体温が39度以上になるとがん細胞は死滅する …… 150
ポイント 1日1回はぬるめのお湯に浸かり、体温をじっくりと上げる

乳がん・前立腺がんは「食の欧米化」が問題なのか 152
ポイント 週に2回はステーキを食べることもがん予防
活性酸素より怖い「AGE」 156
ポイント フライドポテトなどの揚げ物は食べない
お酒が「百薬の長」になる人、ならない人 158
ポイント ビールやサワーよりも赤ワインや焼酎のお湯割りがベスト

第4章 まわりのバイキンと仲よくしていますか?

細菌との共存が免疫力をアップさせる

西洋医学ではがん治療は難しい 162
ポイント 免疫バランスにかかわる病気は、西洋医学の薬は無力に等しい
西洋医学が、新しいがんの芽をつくりだす? 164
ポイント がんという局部ではなく、人体を総合的に見ることが必要
がんを抑える物質は寄生虫がもっていた 166
ポイント 身のまわりの微生物を排除する生活は免疫力を低下させる
免疫力の強化には微生物の力が必要 168
ポイント 抗菌・殺菌・除菌グッズは使わない
風邪くらい、胸を張って引きなさい 170
ポイント 風邪は免疫力が下がっていることを知らせるSOS

風邪の予防には「うがい、手洗い」をしすぎないこと……172
ポイント 薬用石鹸で手洗いをしない
洗いすぎが子宮がんをつくる？……174
ポイント ボディソープやウォシュレットで洗いすぎない
腸内フローラの組成は生後1年で完成する……176
ポイント 「バッチイからダメ」を禁句にする
落ちたものを拾って食べる……178
ポイント 自然とふれあい、土壌菌をたくさん腸に取り込もう
納豆は土壌菌の宝庫だ！……180
ポイント 「ネバネバ3兄弟」を毎日食べる
ピロリ菌の除菌が食道がんをつくる……182
ポイント 健康な胃にピロリ菌の除菌は必要ない
風邪で抗生物質を飲んではいけない……184
ポイント 風邪の特効薬は、ひたすら眠り、ゆっくり休養すること

第5章 自分の体と会話していますか？

大便を見てセルフチェックをしよう

50歳のころの私はメチャクチャだった……188
ポイント 腸によい生活を始めれば、何歳からでも健康になれる

体が弱い人ほど長生きする……190
ポイント　今日から始めれば「100歳まで生涯現役」も夢ではない
理想のウンコを毎日していればがんにならない……192
ポイント　ウンコを見ながら健康管理をする
がんになりやすい大便がある……194
ポイント　流す前に毎日の大便を観察しよう

タイプ別・ウンコ改造計画……195

男性は下痢、女性は便秘になりやすい……198
ポイント　下剤、下痢止めを使ってはいけない。腸内洗浄はやってはいけない
肌荒れは、腸環境の深刻さを伝えるSOS……202
ポイント　肌は腸内フローラを映す鏡
結果は2週間で表れる……204
ポイント　臭くないオナラが出るのは、菌交代がうまくいっている証拠
乳酸菌の選び方にはコツがある……206
ポイント　乳酸菌生成エキスでマイ乳酸菌を元気に育てる
キノコには強力な免疫向上作用がある……208
ポイント　免疫力が下がっていると感じたらキノコ鍋を食べよう
水道水は飲んではいけない！……210
ポイント　水道水は料理に使うだけにする

第1章
腸を大事に生きてきましたか？

腸が元気ならがんにはならない

がん細胞は毎日1万個も生まれている!?

私もいつか、がんになるかもしれません。

あなたにもいつか、がんになる日がくるかもしれません。

人が生きているかぎり、切っても切れない関係にある病気の1つが、がんです。

決して人ごとではない病気です。それはなぜか、知っていますか?

人の体内では、少なくとも毎日3000～5000個のがん細胞が生まれているからです。がん細胞の発生は、人が生きているかぎり、避けられないことです。

ところが、この事実はあまり知られていません。ある新聞社の調査によると、日本人の8割が、自分の体内で日々がん細胞が発生していることを「知らない」と答えたそうです。

がんになった人の多くは、「なぜ、私ががんになったのか」と絶望し、うろたえ、「何も悪いことをしていないのに」と、まるで突然の罰を与えられたような気持ちになります。ところが、**「まさか、私ががんになるなんて」と思う人ほど、がんになりやすい**というのも本当のことです。毎日、自分の体内でがん細胞が生まれているという重大な事実を認識していて、それへの対策を講じながら生活していれば、ほとんどのがんは避けられるからです。

がんという病気は、突然、降ってわくような不慮の病ではありません。ましてや不運な罰でもないのです。がん細胞という小さな病の種を、生活という土壌のなかで時間をかけて大きく育ててあげた病気が、がんといえましょう。

前述したように、いま、日本人の2人に1人ががんになり、3人に1人ががんで亡くなっていると推計されています。現代人にがんが多いのは、高度に発達した文明社会には、人体にがん細胞を発生させるものがあふれているからです。そのために、現代人の体内では、毎日1万個以上ものがん細胞が生まれているのではないかと、私は推測します。

がんを予防し、あるいは克服するためには、自分の体内においてがん細胞が毎日大量に生まれていると自覚すること。これが大事な一歩となります。

Point!

がんを人ごとと思っている人ほどがんになりやすい

がんは自分の弱い部分にできる

私も、いつかはがんになるかもしれませんが、がんになってもあわてることはないでしょう。がんをいま以上に育てないためには、どうすればよいか知っているからです。自分でできることはたくさんあります。

その方法を知るにはまず、体内でがん細胞が生まれる理由を考えることです。人の体は、およそ37兆個の細胞から構成されています。そのうち、1日約2パーセントの細胞が死に、細胞分裂によって新しい細胞と入れ替わっています。こうした細胞の入れ替わりを、新陳代謝と呼びます。

あなたがこの本を読んでいる瞬間にも、莫大な数の細胞が生まれ、死んでいます。この新陳代謝は、細胞にとってたいへんな作業です。1つの細胞の核の中には、文字にしておよそ30億字分もの遺伝情報がつまっています。その情報量といえば、百科事典1000巻分に相当します。新陳代謝の際、細胞は30億字分もの情報を1字たりとも間違えずにコピーしながら、分裂を続けなくてはいけないのです。

こんな天文学的数字の作業のなかで、わずかなミスが生じるのは防ぎきれないことでしょう。コピーミスを起こした細胞は、突然変異を起こします。その際、遺伝子が傷つき、発がん遺伝子が目覚めてしまうことがあるのです。

発がん遺伝子が目覚める際には、発がん物質（イニシエーター）が作用しています。それによって発がん遺伝子が目覚めると、次に発がん促進物質（プロモーター）が作用して細胞が変異し、その細胞が分裂してがん細胞になっていきます。

こうした新陳代謝の過程で生じるがん細胞の数が、先ほどお話しした1日3000～5000個という数です。それらのがん細胞を野放しにしていると、やがて異常な増殖を始め、病気としてのがんへと進行していくことになります。

がん細胞が、私たちの体内で日々生じるのは防ぎきれないことです。しかも人によってがんの発症部位は異なります。毎日の生活で酷使している部分、弱い部分には個人差があります。イニシエーターに攻撃されやすいのは、そうした部分です。部位は違っても、がんが発生するメカニズムは同じだということです。

Point!

がん細胞を野放しにすると進行してしまう

遺伝的にがんになる確率は5パーセント

私の弟は、がんで亡くなりました。59歳、膵臓《すいぞう》がんでした。

ある日、腹部に異常を感じた弟は検査を受け、初期の膵臓がんであることがわかりました。弟は静岡市立静岡病院の整形外科部長をしていて顔も広く、膵臓がん手術の権威とされる医師をわざわざ病院に招いて、手術をしてもらったのです。ですが、開腹してみると、がんはすでにリンパ節に転移していて切除できませんでした。

そのときに、生き方を変えればよかったのです。私は弟と何度もディスカッションし、「治療で苦しい思いをするくらいならば、覚悟を決めて楽しく生きることを考えよう。恋人と旅をするなど、好きなことをやったらいい」といいつづけました。「オレならそうするし、免疫力も上がるのだから」と説得しようとしたのです。

しかし、私の必死の言葉よりも、「がん治療をすれば、しないより5パーセント生存率が高い」という医学統計を弟は信じ、抗がん剤と放射線治療に望みをかけました。5パーセントの生存率とはむごいものです。治療を始めると病状は瞬《また》く間《ま》に悪化し、がんの発見からわずか10カ月後にあの世に逝《い》ってしまいました。

弟はがんで亡くなりましたが、うちは家系を調べてもがんになる人はあまりいません。「がんになりやすい家系が存在する」というのが医学界の1つの定説になっていますが、じつは遺伝的にがんになる確率はわずか5パーセントにすぎないという統計もあるのです。医学界とはわずか5パーセントの定説に左右される世界です。

もう1つ、統計から遺伝に関する大事なお話をしておきましょう。

がんや心臓病、糖尿病などの生活習慣病である22の疾患のうち、30のリスク遺伝子多型の数を、超高齢者群と中高年群を対象に調べた研究があります。結果は両群でほぼ差がありませんでした。この調査以前、長寿者は病気のリスク遺伝子が少ない、恵まれた体をしているのだろうと考えられていました。しかし、常識は覆《くつがえ》されました。**がんを含む生活習慣病で早世する人も、天寿をまっとうする人も、もっているリスク遺伝子多型の数に違いがあるわけではないのです。**

がんの発症は遺伝よりはるかに重大な問題があるということです。


Point!　**がん遺伝子をもっているからといって、がんになるわりではない**

がんに冒されやすい生活がある

若いころの弟は、いたって健康なスポーツマンでした。テニスの選手として国体（国民体育大会）に何度も出場したほどです。医師になってからもランニングを欠かさず、整形外科部長になってからも毎朝走っていたようです。仕事は順風満帆、女性にも好かれ、プライベートも充実しているように見えました。

しかし、弟の生活歴をたどると、がんを発症する原因が随所に見て取れます。弟は40歳を過ぎて妻と別居し、離婚状態に近い生活を続けていました。彼の横には美しい女性がたえずいましたが、彼女たちは弟のために料理をしてくれるようなタイプではありませんでした。デートのない日、弟はコンビニ弁当やレトルト食品などで、簡単に食事をすませていたのです。

くわしいことは順々にお話ししますが、がんを防ぐには、腸内細菌を活性化できるような食事が欠かせません。コンビニ弁当やレトルト食品はそれとは真逆です。

食事を手軽にすませがちな人ほど、がんを発症しやすくなります。

私は弟に会うたび、「電子レンジでチンするだけ、お湯を注ぐだけの食事はがんを起こしやすいから、なるべく自炊しなさいよ」といっていたのですが、多忙を極めていた弟は、「そんな暇ないよ」と聞く耳をもちませんでした。

50歳を過ぎてからのランニングも、体によいことではありません。「ハァハァ」と息切れを起こすような運動は、がん細胞を増やしやすいのです。

さらに、40歳を過ぎて離婚した男性は、そうでない男性よりも寿命が約10年間短くなるという統計もあります。**孤独というストレスは、自分が思っている以上に体をむしばみ、生きる意欲を減退させるのです。**

弟ががんになったことを知らせても、妻はおろか、息子3人も一度も病室に顔を見せませんでした。数人はいたであろう美しい恋人たちも、弟ががんになったとたんに消えてしまいました。病床の弟はいつも寂しそうでした。がんになったのちも「がんばって生きよう」という意欲をもてなかった弟は、治療の副作用に苦しみながら亡くなっていきました。

Point!

40歳を過ぎて離婚した男性はがんになりやすい

がんになる人、ならない人の違い

私たちの体内では日々、がん細胞が生まれていますが、すべての人ががんになるわけではありません。現在、日本人の2人に1人ががんになるといわれていますが、この推計を換言すれば、2人に1人はがんにならないのです。

がんになる人とがんにならない人、両者を隔てるものは何でしょうか。答えは「運命」、ではもちろんありません。「遺伝」と考える人もいますが、先ほども述べたとおり、遺伝的にがんになる確率はわずか5パーセントともいわれています。

では、正解は何でしょうか。それは「免疫力」です。がんは免疫力が弱っているときに急速に進行する病気です。

免疫とは、病原菌やがん細胞などの異物から体を守ったり、病気を治したりする生命システムのことです。具体的には「感染の防衛」があり、「健康の維持」や「老化・病気の予防」があります。風邪を防いだり治したりするのも免疫力の働きですし、がんや心の病気を予防・改善したりするのも免疫の役目です。

免疫力が強く、しっかり働いている人は、がんにはなりません。免疫システムが毎日現れるがん細胞を見張っていて、それを攻撃して殺してくれるからです。

反対に免疫力が弱っていると、がん細胞を全滅させられません。生き残ったがん細胞は、細胞分裂によって異常な増殖を見せることになります。

通常の細胞は、一定の回数分裂するとそれをやめ、死ぬようにできています。ところが、がん細胞は本来なら分裂を終える時期になっても執拗《しつよう》に増殖を続け、やがて大きな腫瘍《しゅよう》へと成長し、周辺の組織を冒していくのです。

ただ、がん細胞ががん腫瘍に成長するスピードは、一定ではありません。個人差が大きいのです。この差も免疫力によります。たとえば胃がんは、がん細胞の発生からがんと診断されるまで、通常20～30年はかかります。がん細胞の増殖を許してしまったとしても、その後、免疫力の強化を心がければ、進行のスピードを40年にも50年にも延ばせるでしょう。50歳で胃にがん細胞が芽生えたとしても、そのあとの生き方しだいで発症を100歳まで遅らせることもできるのです。

Point!

がんの成長スピードは個人差があり、免疫力による

腸は「考える臓器」

免疫力をひと言で表すならば、「生きる力」といえるでしょう。すでに述べたように、この生きる力を司るのは、おもに腸です。私たちの免疫力のおよそ70パーセントが腸でつくられています。腸には、免疫系の細胞や組織がおよそ7割も集まっているのです。人体において最大の免疫器官が腸です。

いったいなぜ、腸にこれほどの免疫機能が集中しているのでしょうか。

口から肛門までは、1本の長い管「消化管」でつながっています。その人体像をわかりやすく表現するならば、「ちくわ」にたとえられるでしょう。ちくわの中心を通る空洞は、ちくわの一部のようであり、ちくわの外部でもあります。

人間の消化管も同じです。消化管は、人体にとって内部でありながら、外部とも表現できます。そのため、腸を含む消化管はよく「内なる外」と呼ばれます。

私たちは口から食べ物を取り込みます。しかし、実際に体の内側に入り込む場所は、腸です。腸が吸収しなかったものは、体内に取り込まれることなく、大便の一部となって排泄されます。**腸は胃から送られてきたものを、ただ一律に吸収しているのではありません。体に必要なものと不要なものを判別する働きを備えています。**よって、腸は「考える臓器」ともいわれます。

この腸の思考にひと役買っているのが、免疫システムです。食べ物や飲み物には、細菌などの異物が多く含まれています。文明の発達によって、私たちは無菌に近いものを口にする機会が多くなっていますが、じつはその状況は腸にとって異常なことです。およそ700万年という人類の歴史において、日々、人は土に棲《す》む土壌菌や自然界にいるカビなどの微生物を食べ物や水と一緒に腸に取り入れてきました。

その過程で、**人の腸は膨大な免疫組織を備え、人体に必要なものか、害になるものかを判別する力を備えたのです。**自然界には恐ろしい病原体も存在します。腸と免疫システムは、そうした病原体との闘いで巧妙に組織され、強化されてきたのです。医療がなく、個人の免疫力だけで病原体と闘ってきた長い歴史のなかで生き残れたのは、免疫力の強いものだけでした。その生き残りが、現代の私たちです。

Point!　かつて過酷な自然界のなかで、免疫力の強いものだけが生き残ってきた

あらゆるがんは免疫力の低下から起こる

２０１４年の「人口動態統計」（厚生労働省）によれば、がんの部位別統計において死因のトップは男性が肺がん、女性が大腸がんです。**どちらも40代から徐々に増えはじめ、50歳を起点に患者数が一気に上昇します。**

患者数の多い胃がんや肝臓がんも、肺がんや大腸がんと同様の増え方をします。とくに胃がんは日本人に多いがんの１つですが、なかでも発見が難しく治療が困難とされているのは、スキルス性胃がんです。スキルスとは「硬い」という意味です。通常の胃がんは胃の壁に病巣ができるため、比較的発見されやすく、治療の予後も良好とされます。しかし、スキルス性胃がんは、胃の粘膜の下にがん細胞が広がり、胃壁が硬くなっていきます。よって胃に不調を感じて受診した際には、がんがかなり進行しており、治療が難しく、余命も短くなりやすいのです。

もう１つ、進行が速く、発見時には治療が困難な状態となっているケースが多いのは、膵臓がんです。膵臓はがんが浸潤《しんじゅん》しやすいうえ、周辺に太い血管やリンパ節が存在しているため、全身にがんが転移しやすくなります。また、小さな臓器であるため、検査を受けてもがんに冒されていることを発見しにくいという難点もあります。

一方、性別によって異なるがんもあります。男性特有のものとしては、前立腺がんがあります。前立腺は男性だけにある臓器で、精液の一部をつくっています。この臓器の細胞が正常に増殖する機能を失い、無秩序に自己増殖することで発症するのが前立腺がんです。このがんは、65歳前後から罹患《りかん》率が上昇します。

また、女性のがんには子宮がんや乳がんがあります。女性のがんはほかのがんとは一線を画し、30代から多くなります。

ひと言で「がん」といっても、発症する部位も、進行のスピードも、生存率も、個人でまったく違ってきます。そのため、発症原因も治療法も予防法も異なるように思われがちです。しかし、がん細胞が増殖する原因はただ1つです。がん細胞を日々叩《たた》き殺せるだけの免疫力が、腸に備わっていないのが最大の原因なのです。

Point!

がんを遠ざけるためには、腸の免疫力を鍛えればよい

がん細胞を増産する「活性酸素」

がんの予防と克服に向けて、免疫力の強化とともに大事なことがもう1つあります。それは、「活性酸素」に気をつけることです。活性酸素は、DNAのなかで眠っているがん遺伝子を目覚めさせる、最悪のイニシエーターです。

私たちは呼吸によって酸素を取り入れていますが、そのうちの約2パーセントが活性酸素に変質します。どんなに健康な人の体内でも、活性酸素は日々発生します。

この物質はがん遺伝子を目覚めさせますし、老化やあらゆる病気の元凶ともなります。健康と長寿を考えるうえで、最悪の因子ともいえるでしょう。なぜ、体はこんな危険なものをつくりだすのでしょうか。

じつは、活性酸素は、体にとって必要な物質でもあるのです。活性酸素がもつ役割はいくつかありますが、その1つは免疫システムの一部として働くことです。外敵が体内に侵入してくると、好中球やマクロファージと呼ばれる免疫細胞が活性酸素をつくりだし、その強い毒性によって病原体や有害物質を殺してくれるのです。

免疫システムは、「自己」と「非自己（異物）」を認識する能力を備えています。非自己と判断されたものは、免疫システムによって「敵」と見なされます。がん細胞は自分の体内から発生したものですが、体に悪さしかしないので、非自己と判断されます。免疫システムが非自己の存在を認識したとき、好中球やマクロファージは活性酸素を発生させて、がん細胞などの非自己を抹殺しようと働くのです。

しかし、活性酸素は諸刃《もろは》の剣です。**発生量が多くなりすぎると、今度は自分の体の細胞をも攻撃し、皮肉にもがん細胞をつくりだしてしまうのです。**

そんな危険な物質であるため、体にはもともとこれを消去する「抗酸化力」が備わっています。抗酸化力とは、文字どおり、酸化を防ぐ力のことです。活性酸素が危険なのは、酸化力が非常に強いことにあります。酸化とは錆《さ》びることです。鉄を空気中に放置しているとやがて赤黒く酸化し、もとの姿とはまったく違うものに変質します。リンゴも酸化すると赤茶色に変色し、おいしくなくなります。活性酸素は酸素よりいっそう強い酸化力をもちながら、体内でたえず発生しているのです。

Point!

必要な物質だが、多くなりすぎると危険

いま、がん患者が増えているわけ

新陳代謝による細胞のコピーミスだけならば、1日当たりのがん細胞の発生数は3000〜5000個だけですんだでしょう。しかし、現代に生きる私たちの体内では、それを大きく上まわる1万個ものがん細胞が発生していると考えています。それは、私たちの生活が活性酸素を発生させやすい環境にあるからです。

私たちの細胞や免疫システムは、1万年ほど前からほとんど変わっていません。つまり、1万年前になかったものは、免疫システムにとって非自己であり、活性酸素を発生させる原因になってしまうのです。

現代は、1万年前になかったものであふれています。

たとえば、**日常を便利に支えてくれる電化製品からは大量の電磁波が発生します。**照明器具やエアコン、テレビ、冷蔵庫、IH調理器具も電磁波を発生しますし、携帯電話やパソコンからも出ています。外出時、駅の改札口をICカードを使って通るだけで電磁波を浴びることになります。電磁波は免疫システムにとって非自己です。そのため、電磁波を浴びるたびに、体内では大量の活性酸素が発生するのです。

ほかにも、活性酸素を発生させるものはたくさんあります。

たばこの煙、農薬、ダイオキシンなどの環境汚染物質も活性酸素を発生させます。呼吸が著《いちじる》しく速くなるような激しい運動や肉体労働によって酸素を大量に消費した際にも活性酸素は出ます。**強いストレス状態を継続すること、肥満、暴飲暴食、紫外線**なども活性酸素を大量発生させる原因になります。

口に入れるものにも注意が必要です。**食品添加物や医薬品などの化学合成品も、**

1万年前にはなかったものです。

文明社会が発展し、生活が便利で豊かになるほど、あるいは社会が複雑化して個人のストレスが増大するほど、人の体内には活性酸素が充満しやすくなるのです。

いま、がんは国民病といわれるほど、日本での患者数が急増しています。それは同時に、活性酸素を発生させやすい社会に私たちが生きているということを示しているのです。

Point!
駅の改札を通るだけでも活性酸素が発生している！

白髪や薄毛は活性酸素量を表すバロメーター

自分の体内でどれほどの活性酸素が発生しているのか――。みなさんの気になるところでしょう。

活性酸素はがん細胞をつくるだけでなく、あらゆる組織を老化に導きます。

私たちの体は、約37兆個という体細胞1つひとつが元気に働くことによって健康を保ちます。細胞を丈夫にするには、それを包む細胞膜の質がよいことが大事です。細胞膜の原料となるのは、コレステロールなどの脂質です。脂質は、酸化しやすい性質をもちます。つまり、細胞膜は活性酸素に冒されやすい性質があるのです。

体の細胞が活性酸素に攻撃されると、細胞膜が酸化して「過酸化脂質」という非常に質《たち》の悪い脂質に変化します。こうなると、細胞は栄養と老廃物の出し入れをスムーズにできなくなり、老朽《ろうきゅう》化します。細胞が老朽化すれば、その細胞が組織する臓器も老化していきます。

体内の老化の度合は、外見に表れます。その指標の1つとなるのが、皮膚です。

皮膚は「内臓を表す鏡」です。シミ、シワ、くすみ、たるみなど、肌の状態が年齢以上に老けて見える人は、体内の活性酸素量が多いと推測できるでしょう。

ただ、皮膚は日々のお手入れなどによって、ある程度よい状態を保つことができます。女性のなかには質のよい基礎化粧品を使ったり、たとえばエステティックサロンで施術を受けたりすることで、実年齢よりも若々しい肌を保っている人も多いでしょう。その場合、体内の活性酸素量の推測が難しくなります。

そうした人は、髪の毛の状態を参考にしてください。活性酸素が増えると、急に抜け毛が増えたり、白髪が目立ってきたりします。

髪の毛は、毛根に位置する毛母細胞でつくられます。毛母細胞が元気で栄養をたっぷり吸収できる状態にあれば、健康な髪が育ちます。日本人の髪は、毛母細胞の中にあるメラニン色素が作用することによって黒色になります。ところが、毛母細胞が活性酸素に攻撃されると、栄養の吸収能力が著しく低下し、発毛能力が落ちて抜け毛が増えたり、白髪が多くなったりするのです。

Point!　白髪や抜け毛が突然多くなったら、活性酸素が充満している可能性が

腸内細菌は万病を防ぐ

ここまでを、いったんまとめてみましょう。

がんを遠ざけて生きるには、「免疫力を高める」「活性酸素を必要以上に出さない」ことが大切です。この2つを一度に達成できる方法があります。

それは、腸を鍛えることです。

腸が人体最大の免疫器官であることはお話ししました。免疫力の70パーセントを腸がつくっています。そのうえ、活性酸素を消去する力も備えているのです。

なぜ、がんを遠ざけるうえで重大な2つもの働きを、腸は担《にな》えるのでしょうか。

それは、腸内細菌のおかげです。私たちの腸には、およそ3万種、1000兆個もの共生菌が棲んでいるのです。

いま、世界各国で腸内細菌の研究が活発化しています。これほど盛んになったのはここ数年のことで、新プロジェクトが次々に始動しています。腸内細菌には現代医療の限界を超える力があるとして、期待と夢が寄せられているのです。

腸内細菌から見れば、人間は「宿主《しゅくしゅ》」となります。宿主とは、寄生物に寄生される側の生物のことです。**寄生物である腸内細菌は、宿主が死んでしまえば自分も生きつづけることができなくなります。そのため、人の腸に棲んで、宿主の体にとってよいことをせっせと行ってくれているのです。**

では、3万種、1000兆個もの腸内細菌は、どんな働きをしているのでしょうか。具体的には順々にお話ししていきますが、まず腸に入ってくる病原菌を排除し、食べ物を消化し、ビタミン類の合成を行っています。活性酸素によって酸化された組織をもとにもどす「水素」を腸で発生させてくれるのも、腸内細菌です。「幸せホルモン」と呼ばれるドーパミンやセロトニンの前駆物質をつくって脳に送っています。腸に存在する7割の免疫組織を活性化しているのも腸内細菌の働きです。

腸が原因と考えられる病気は、脳から心臓、関節、そして心にいたるまで、あらゆる部位におよびます。それは、腸内細菌の働きが宿主の健康を左右するからです。そして、腸内細菌叢《そう》のバランスの崩れは、私たちが恐れるがんをも生み出すのです。

Point!

腸内細菌の働きは現代医療をも上まわる

腸には「もう1人の自分」が棲んでいる

私たちの腸には、多種多様な細菌が棲みついています。その姿は、まさに1つの美しい自然です。自然のなかで生まれ、死んでいくものは、自然界にいる土壌菌の力を借りて土に還《かえ》っていきます。腸が1つの自然界だとすると、腸内細菌はそこに棲む土壌菌です。食べ物を分解して体を育《はぐく》む栄養素を合成する一方で、不要物を大便へと変える働きを担っています。

心身を健康に保つには、体内に息づくこの大自然を豊かに育むことです。がんを遠ざけるうえで、これ以上に大切なことはありません。

腸内細菌叢は、一般に「腸内フローラ」とも呼ばれます。フローラとは「花畑」という意味です。**長さが10メートル近くもある腸管は、それを広げるとテニスコート1面分にもなります。**そこに、まるでお花畑が広がるように腸内細菌が群生しています。そんな細菌群がつくる集落の姿がとても美しいことから、腸内フローラと名づけられたのです。

腸の働きを活性化するには、この腸内フローラをより多種多様な菌が棲む、野性味あふれた色とりどりのお花畑にしていかなければなりません。

アメリカ国立衛生研究所は、人間に寄生する細菌の圧倒的な多さと働きの複雑さを「各身体部位には、アマゾンの熱帯雨林とサハラ砂漠に匹敵《ひってき》するほど多様な微生物群が生息している可能性がある」といっています。

腸内細菌研究の第一人者である東京大学の光岡知足《ともたり》名誉教授は、「腸の中に別の臓器があるようなものだ」と語っています。

私は、腸内フローラを「もう1人の自分」ととらえています。

腸内細菌叢の重さは、およそ2キログラムにもなります。たとえてみれば、胎生8〜9カ月の赤ちゃんほどの重さといえるでしょう。細菌の1つひとつは目に見えないほど小さなものですが、塊《かたまり》にするとこんなにも大きな存在になるのです。こうして彼らは、腸の壁にくっついて、宿主である私たちの心と体に大きな影響を与えているのです。

Point!

腸内フローラを色とりどりのお花畑にすることをめざす

活性酸素を無毒化する腸内フローラ

腸内フローラの美しさは、腸内細菌たちの「縄張り」を主張する性質のたまものです。新たに侵入してきた菌は、腸内フローラを形成する細菌群が攻撃をくりかえし、排除されます。いま、日本の自然は外来種の侵入による生態系バランスの崩れが問題になっていますが、腸では新参者の生息は許されません。

私たちの腸に息づく自然とは、それほど美しくたくましく生命力旺盛なものです。しかも腸内細菌の数も種類も多い腸内フローラは、「水素」を発生させることがわかっています。水素には、活性酸素を無毒化する作用があります。

活性酸素が非常に強い酸化力をもつのは、とても不安定な電子構造をしていて、ふれるものから、ただちに電子を奪い取ってしまうからです。**「酸化」とは、原子や分子から電子が奪い取られ、対象となる物質の性質が劣化することをいいます。反対に、電子を受け取って安定した状態になることを「還元」と呼びます。**

活性酸素の最大の被害者は、体内にある脂質やたんぱく質です。人体を形成する2大成分ともいえる脂質とたんぱく質は、とても酸化しやすい性質をもちます。

前述したように、細胞膜は脂質からできています。遺伝子はたんぱく質からできています。細胞膜や遺伝子が酸化した細胞では、細胞分裂の際に本来の働きができなくて突然変異が起こり、その結果、がん細胞が生まれやすくなるのです。

ただし、酸化と還元は必ず対《つい》になって発生します。活性酸素に電子を奪われた脂質やたんぱく質は酸化しますが、電子を奪い取った活性酸素は安定した状態になり、それ以上の悪さをする力を失います。

体内で発生した活性酸素は、酸化を行わないかぎり、働きをやめません。そうだとするならば、細胞の脂質やたんぱく質が冒されないよう、還元力の高い物質を体内にいっぱい備えておけばよいことになります。

この世でもっとも還元力が高いのは、水素です。酸素は水素と結びつくと水になります。腸内フローラを活性化させて水素をたえず発生できる腸内環境を整えておけば、私たちはがん細胞の発生数を大きく減らすことができるのです。

Point!

腸内細菌を増やすと活性酸素の量を抑えられる

日本人ならば海藻を毎日食べなさい

腸内細菌は、食物繊維を発酵させる過程で大量の水素を発生させます。食物繊維は、腸内細菌を育てる最良のエサです。これには水溶性のものと不溶性のものがあります。腸内細菌の増殖力を高めるのは、とくに水溶性の食物繊維です。

水溶性食物繊維は、文字どおり水に溶ける作用があり、水を含むとドロドロの状態になります。**この水溶性食物繊維をエサにすると、腸内細菌は腸の内容物の発酵を始め、数を増やします。そのときに水素を発生させるのです。**

水溶性食物繊維は、ワカメや昆布、モズク、メカブなどの海藻類に豊富です。私は、海藻類を毎日欠かさず食べています。

日本人にとって、海藻類は腸内フローラを元気にさせる最高の食材の1つです。ただし、おもしろいことに、これは日本人に限ったことでもあるのです。古来、海藻類を常食してきた日本人は、海藻類を分解する遺伝子を備えた腸内細菌をたくさんもっています。海藻類は「ゼロカロリー」といわれますが、**日本人の腸は、そこからもエネルギーを取り出せるすごい性質の腸内細菌叢を抱えているのです。**

これに対し、欧米人は海藻を食べる伝統的な習慣をもちません。海藻類を分解する腸内細菌をもたず、エネルギーにできないので、彼らには「ゼロカロリー」です。

どんな腸内細菌をもつかによって、人の味覚が違ってくるのも興味深いところです。海藻類を分解する腸内細菌をもたない欧米人は、これをおいしいと思いません。

私は若いころ、テキサス大学にリサーチフェロー（研究員）として留学していたことがあります。そのとき「ホームパーティをするから、各自、自分の国の伝統料理をもってくるように」と教授にいわれました。私は、料理が苦手ながらもワカメの味噌汁をつくっていきました。教授は各国の料理をおいしそうに食べていたのですが、私の味噌汁はひと口食べると吐き出しました。そして、たいそうな勢いで怒りだしたのです。「だれだ！　ゴム入りのスープをもってきたのは」と。

海藻を「おいしい」と思える日本人は、とても幸せな民族です。それをがん予防に活かせるすごい腸内細菌をもっているのです。

Point!

海藻類を毎日食べているとがん予防になる

のどの渇きを放置してはいけない！

一般成人の体内は約60パーセントが水で占められています。体重60キロの人は36キロもの水分を体に蓄えていることになります。

水は体内で重要な働きをしています。第一に老廃物の排泄をうながし、細胞の生まれ変わりを活発にしています。第二に発汗を助けて体温を一定に保ちます。第三に有害汚染物質などの希釈や吐剤の役目をします。このほか、血流をスムーズにして脳や心臓の血管障害を防いだり、肥満の予防や解消に働いたりしています。

文明社会の進展にともない、たくさんの発がん物質が私たちの体内に入ってくるようになりました。そうした環境汚染物質や食品添加物など、細胞を傷つけてがん化させる物質を排出する働きも、水はもっています。

また、がん細胞は、細胞への栄養供給が偏り、細胞の質が悪くなると発生しやすくなります。体内をめぐる水は、細胞への栄養供給と排泄を調整し、生理機能を活発化させて、発がんを抑える役目も担っているのです。

ところが、加齢とともに私たちの体内の水分量は少なくなります。老化とは、水分喪失《そうしつ》のプロセスともいえます。加齢とともに体内の水分量が減っていく理由の一つに、腎臓での水分保持能力の低下があります。老廃物を濾過《ろか》したあと、水分を再吸収する腎臓の働きが弱ってしまうのです。

さらに脳には、血液中の水分量を感知して、水分補給の信号を発するセンサーが備わっています。ところが、年をとるとそのセンサーの感度が鈍り、体内に水分不足が起こっても、のどの渇きを感じにくくなってしまうのです。

つまり、年をとると、だれでも慢性的な脱水症状に陥ります。このことも加齢とともにがん発症者が増える一因と考えられます。そこで、つねに十分な水分をとることが、人生の行方を大きく左右することになってくるのです。

ただし、水ならば何でもよいわけではありません。飲み水が悪質なものでは、かえって発がんを誘導するからです。それぞれ腸のコンディションにあった水を飲むことが大事です。あなたの腸に適した水の選び方は、第5章でお話しします。

Point!

「たかが水」と水分補給を怠らない

腸年齢を若返らせる乳酸菌パワー

腸内細菌は、一般に3種類に大別されます。簡単に説明すれば、体によい働きをする「善玉菌」、増えすぎると体に悪さをする「悪玉菌」、善玉菌と悪玉菌のうち優勢なほうの味方をする「日和見菌《ひよりみ》」という3種類です。

がんを遠ざけるには、善玉菌を増やすことです。善玉菌の代表格は、乳酸菌やビフィズス菌です。これらの善玉菌が腸で増えると、免疫力が強化されることがわかっています。それはなぜでしょうか。

乳酸菌などのグループは、細胞壁に免疫を増やす強力な因子をもっているからです。その因子は、免疫システムの要《かなめ》となるT細胞やB細胞を刺激します。すると、T細胞とB細胞は協力してがん細胞を退治するようになるのです。

「腸年齢」という言葉を聞いたことがあるでしょうか。善玉菌と悪玉菌のバランスから、腸の状態を示した言葉です。具体的な年齢を示すものではありませんが、善玉菌が優勢の腸は「腸年齢が若い」と表現されます。

自分の腸年齢は、毎日のウンコを見るとわかります。ウンコについては第5章で詳述しますが、「バナナ3本分（約300グラム）」「便切れがさわやかで、お尻を一度ふけばペーパーにつかない」「練り歯磨きや味噌の硬さ」「黄褐色で匂いけかすか」「生まれたては水に浮かんで、ゆっくり水に沈む」という5つの条件を満たすのが理想のウンコです。

こうしたウンコが毎日出ているならば、腸年齢はたいへん若々しいと見てよいでしょう。毎日理想のウンコを拝めていれば、がんになることはまずありません。

なぜなら、理想のウンコは善玉菌が優勢の腸でなければつくれないからです。乳酸菌やビフィズス菌が腸内でしっかり働き、体内ではT細胞やB細胞などの免疫細胞の働きが活性化している証《あかし》なのです。毎日生まれてくる大量のがん細胞を、ただちに殺してくれることでしょう。

腸年齢は加齢とともに老いていきますが、腸内細菌によい生活を送っていれば、簡単に若返ります。そのために重要なのは、とにもかくにも食事なのです。

Point!

理想のウンコを毎日出している人はがんにならない

腸に棲む「マイ乳酸菌」を育てる方法

どんな食事をしていれば、免疫力が強くて若々しい腸をつくることができるでしょうか。水溶性食物繊維とともに、腸内細菌はオリゴ糖が大好物です。オリゴ糖はとくに善玉菌を増やしてくれます。オリゴ糖を毎日とっていると、大便中の腸内細菌のうち、ビフィズス菌が40パーセント以上も増えるというデータもあります。オリゴ糖をたっぷり含む母乳だけで育つ赤ちゃんの大便は、ビフィズス菌が優勢です。成人でもオリゴ糖をたくさん摂取していれば、赤ちゃんのようなきれいな腸と匂いの少ない大便をつくれるのです。

ただし、**私は甘味料として売られているオリゴ糖は、あまりおすすめしません。**白く精製されたものではなく、オリゴ糖を豊富に含む野菜類から食物繊維と一緒にとることが、生物として自然な摂取方法です。それでも甘味料で手軽に摂取したいというならば、天然オリゴ糖ほぼ１００パーセントで、ほかの甘味料や食品添加物をいっさい含まない、良質な商品を選ぶようにしましょう。

オリゴ糖は、ゴボウやタマネギ、ニンニク、納豆に豊富です。また、きな粉やハチミツにもたっぷり含まれます。私は毎日、納豆1〜2パックを食べ、タマネギとワカメの味噌汁はわが家の定番メニューです。理想のウンコが出ていない人は、手軽に実践できる「納豆1〜2パック」と「タマネギとワカメの味噌汁」を毎日食べることから始めるとよいでしょう。それだけで腸内の乳酸菌群は増えていきます。

「きな粉豆乳ドリンク」もおすすめです。私はこれを『快便ドリンク』と呼んでいます。きな粉とハチミツ、豆乳を混ぜるだけの簡単レシピですが、効果は絶大です。毎日飲んでいれば、数日のうちに快便を取り戻せるでしょう。朝食に飲んでもよいし、小腹がすいたときにおやつがわりに飲むのもおすすめです。

私たちの腸には、生後1年以内に棲みついた乳酸菌群がもともと棲んでいます。私はこれを「マイ乳酸菌」と呼んでいます。腸年齢を若々しくよみがえらせ、がんを遠ざけるには、マイ乳酸菌の数を増やすことがとても大事です。そのためにこそ、オリゴ糖たっぷりの食事と快便ドリンクで腸年齢を若返らせていきましょう。

Point!

「きな粉豆乳ドリンク」でラクラク快便生活

「乳酸菌は生きて腸に届くほどよい」はウソ

「ヨーグルトは毎日食べたほうがよいですか？」「どのメーカーのものがよいですか？」とよく質問されます。いま、ヨーグルトはさまざまな種類が売られていて、健康増進にどれがよいのか、迷うところでしょう。

結論からいえば、どれでもよいのです。「生きて菌が腸に届く」といわれると、特別なヨーグルトのように思えますが、**生きて腸に届かなくても、善玉菌にはマイ乳酸菌を元気にする力がある**からです。

乳酸菌やビフィズス菌のほとんどは胃酸に弱く、腸に届く前に9割が死んでしまいます。ただ、乳酸菌やビフィズス菌の死骸は、菌が棲んでいた溶液とともに腸に届きます。死んだ菌体からは「自分たちの仲間を増やす因子」が放たれています。細菌は死ぬときに、自分の仲間を増やす因子を出しているのです。ただでは死なない細菌たちのたくましさが、ここに見て取れるでしょう。この因子が腸に入ってくると、もともと腸にいたマイ乳酸菌が活気づき、数をどんどん増やすのです。

また、ヨーグルトの溶液にも重要な意味があります。仲間の菌が棲んでいた溶液は、マイ乳酸菌の最良のエサとなってくれます。

乳酸菌は、いまだ発見されていないものも含めると、数十億個は存在すると推測されています。そうした乳酸菌のうち、マイ乳酸菌がどんな種類で何種類いるのかは、その人自身の因子によっても違ってきますし、**乳児期にどこ（国）でだれに育ててもらったか、どんな生活環境だったかによっても違ってきます。**

「生きて菌が腸に届く」というヨーグルトを食べても、その菌種がマイ乳酸菌の仲間でなければ、通常のヨーグルト以上の効果は期待できないでしょう。腸内フローラは、細菌たちの縄張り争いによって複雑な多様性が保たれていると、前にお話ししました。1歳以降、外からどんなに健康によい乳酸菌が入ってきても、新参者は腸で生息することは許されず、排除されてしまうのです。

自分の腸によいヨーグルトを見つけるには、2週間食べつづけることです。体調の改善が感じられれば、それがあなたの腸に適したヨーグルトといえるでしょう。


Point!

ヨーグルトは、まず2週間食べてみる

日本人の腸には味噌があう

ヨーグルトの質問をとてもよく受けるのでヨーグルトのお話をしましたが、私自身はヨーグルトを食べる習慣をもちません。**日本人にはもともとヨーグルトを食べる習慣はなく、分解酵素をもたない人もいます。**そうした人は、ヨーグルトを食べても「おいしい」と思いませんし、腸の調子が乱れ、下痢を起こすこともあります。また、脂肪分が多いため、肥満の人や動脈硬化症の人には不向きです。

「おいしい」「好き」と思う人は、1日茶碗1杯程度を食べるとよいと思います。

私はヨーグルトは食べませんが、味噌にはこだわりをもっています。日本人の腸には味噌が最適だからです。菌がたくさんいる味噌は、腸内細菌の数を増やしてくれますし、活性酸素を消して、がん細胞の増加を防ぐ効果も期待できるのです。

広島で行われた原爆後遺症の調査のなかで、「味噌を食べていたので後遺症が軽くてすんだ」という報告がありました。1986年のチェルノブイリ原発事故の際には、ヨーロッパへの味噌の輸出が急増しています。また、広島大学の伊藤明弘教授（当時）らは、味噌が放射線障害を防ぐことをマウス実験で証明しました。味噌が放射線障害を防ぐ作用は、味噌の熟成期間が長くなるにつれて大きくなります。つまり、発酵菌が多いほど効果が高いということです。

放射線障害が怖いのは、放射線を受けた細胞から多量の活性酸素が出て、隣り合う細胞とその遺伝子を次々に破壊していくことです。そこからがん細胞がどんどん発生してしまうのです。

放射線障害を防ぎ、がん細胞の出現を抑えるためには、質のよい熟成された味噌を毎日食べることです。**がんを遠ざけたいのならば、ぜひ味噌にこだわってください。健康効果の高い味噌選びのポイントは、原材料の欄に記載されています。**

原材料が「大豆（遺伝子組み換えではない、国産）、米、麦、麹、天然塩」だけの味噌を選ぶことです。

ポイントはこれだけです。ここに、その味噌にがんを遠ざける効果があるのか否かのすべてが表れています。

Point!
「大豆、米、麦、麹、天然塩」だけでつくられた味噌を選ぶ

「マイ乳酸菌」は味噌にいる

味噌は麹菌を使って大豆を発酵させてつくりますが、その過程で乳酸菌や酵母菌が大量に発生します。腸内フローラの組成は乳児期に接触した人やもの、口に入れたものによって決まります。

母親や父親など養育者から受け取った善玉菌は、マイ乳酸菌として腸に棲みつくことをくりかえしながら、先祖代々受け継がれてきました。

日本人は、１３００年ほど前から味噌を食べてきました。代々食べ継がれてきた味噌の乳酸菌は、日本人の腸にいるマイ乳酸菌と一致します。

しかも、大豆からつくる味噌は植物性です。**植物性乳酸菌は、動物性乳酸菌よりも胃酸に強く、生きて腸まで届きやすいことがわかっています。**たとえ何割かは胃で死んでしまったとしても、仲間の菌体はマイ乳酸菌を活気づけてくれますし、発酵してペースト状になった大豆はマイ乳酸菌のとてもよいエサとなってくれます。

ところが、最近は「味噌風調味料」が多くなってきました。スーパーマーケットの陳列棚にある味噌の大半が、このタイプです。味噌風調味料は、かえって腸内細菌にダメージを与える恐れがあるので注意が必要です。

本来、味噌は生き物です。常温でそのまま置いておけば、熟成がどんどん進み、品質を一定に保つことが難しくなります。昔ながらの製法でつくった味噌の場合、保存状態が悪ければカビが生える心配もあります。

一方、スーパーマーケットの味噌は、常温で陳列されているのに品質が一定です。それは、発酵を止めるために製造の過程で殺菌処理をしているからです。加熱して菌を殺すメーカーもありますし、防腐剤（保存料）を添加するメーカーもあります。

さらには、「酒精」「アルコール」と記載されたものも多く見かけます。本来、味噌は熟成が進むと自然とエチルアルコールを発生し、これによって発酵のしすぎをみずから止めています。

しかし、ここまで熟成するのを待っていては、製造に時間がかかり、大量生産できません。コストもかかります。そこで、酒精やアルコールを加えて、発酵を不自然に止めると乳酸菌の少ない味噌となるのです。

熟成されていない味噌は、うま味がなく、おいしくありません。そこで、昆布やカツオ節のうま味成分や化学調味料を加えた味噌が出てきます。これはもはや味噌ではなく、たんなる調味料です。しかも保存料や化学調味料を含む味噌は、腸を整えるどころか、腸内細菌にダメージを与えてしまいます。

こうしたことから味噌選びには、原材料名を見ることが大事なのです。スーパーマーケットで購入した味噌であっても、「大豆（遺伝子組み換えでない、国産）、米、麦、麹、天然塩」という材料のみならば、腸内細菌にダメージを与えるものは入っていません。これなら加熱処理によって菌が死んでしまっても、腸内細菌たちのよいエサとなってくれるでしょう。

ただし、せっかく食べるのならば、愛する腸内細菌たちのために、菌が生きている味噌を選びたいものです。

かつては、どこの商店街にも「味噌屋」があり、品質のよい味噌を購入できました。それが難しいならば、インターネットなどで味噌蔵を探し、直接購入するとよいでしょう。「味噌蔵」と検索するだけで、たくさんのおいしそうな味噌がヒットします。ただ、その場合も、原材料名のチェックはしましょう。

さらに、私のまわりでは、味噌を手づくりする人が増えています。大豆を煮るところから始める強者もいますが、ほとんどは手づくりキットを買っているようです。

こちらもインターネットで「手づくり味噌　キット」で検索すると、簡単に商品を探せます。材料を混ぜて熟成させるだけの手軽さですが、家庭によって仕上がりの味が違ってくるのがおもしろいところです。これは**家庭によって、もっている常在菌が違う**ためです。そうした味噌を毎日食べることは、マイ乳酸菌を増やすうえでもとてもよいことです。

なお、乳酸菌は熱に弱い性質をもちます。味噌汁をつくる基本はみなさんもご存じだと思いますが、**味噌を溶いたら、決して煮立たせてはいけません。**具材が煮えたら一度火を止め、味噌を溶かし入れます。そしてふたたび火をつけ、沸騰する寸前で止めましょう。味噌は生き物です。大事な乳酸菌がいることを思いやりながら、やさしく扱ってあげることです。

味噌は生で食べるのもおすすめです。乳酸菌を生きたまま口に入れられます。私は自宅で夕食を食べるときには、必ず「食前キャベツ」（後述）をします。これは、キャベツに生味噌をつけて食べるだけです。旬の野菜スティックに生味噌をつけるのもとてもおいしいものです。

Point!

本物の味噌を探したり手づくりしたりするのもいい

日和見菌が腸内環境を支配する

つい最近まで、腸内細菌は培養できる細菌だけで判断されてきました。このときには、腸内細菌の数は500種、100兆個と推計されていました。ところがいま、高度に発達した遺伝子解析によって調べると、約3万種、1000兆個もの腸内細菌がいることがわかってきました。この遺伝子解析によって発見されたほとんどの腸内細菌は、日和見菌であると見られています。

専門的にいうと、腸内細菌は「フィルミクテス門」「バクテロイデス門」「アクチノバクテリア門」「プロテオバクテリア門」の4つに分類できます。この4つを「善玉菌」「悪玉菌」「日和見菌」に当てはめるならば、フィルミクテス門とバクテロイデス門が日和見菌で、腸内細菌の大半がこの2種類に該当します。

アクチノバクテリア門は善玉菌であり、プロテオバクテリア門は悪玉菌です。善玉菌であるアクチノバクテリア門は腸内フローラのわずか10パーセントにも満たない存在であることは、最近明らかになった事実です。

日和見菌とは、腸内環境が善玉菌優位の状態にあるときは善玉菌に加担し、悪玉菌優位のときには悪玉菌に加担する細菌たちです。そんなどっちつかずの細菌たちが腸内環境の大半を占めていたという報告を読んだときには、とても驚きました。

かつては、「善玉菌と悪玉菌は張り合いながら腸内に存在していて、善玉菌が多いほど腸内環境はよくなる」と語られ、日和見菌は重視されていませんでした。ところが実際には、日和見菌こそ腸内の最大勢力であり、彼らをどう働かせるかが、腸内環境を整えて、がんを遠ざける重要なポイントだったのです。

腸内フローラの組成（第4章参照）は、生後1年でほぼ決まってしまいます。このときに、できるだけたくさんの人やものとふれあうことが、多種多様な菌が棲む美しい腸内フローラを築きあげます。よって、潔癖な親に育てられた人は、多様性の豊富な腸内フローラをもてなくなります。それでも、食事や生活のしかたによって、少数派の善玉菌と悪玉菌のあいだに数の変動が起こります。この変動が、最大勢力の日和見菌を動かし、1日1日の腸内環境を変化させているのです。

Point!

日和見菌を善玉菌の味方につける

「デブ菌」に腸を乗っ取られてはいけない

前項で述べたように、フィルミクテス門とバクテロイデス門の細菌群は日和見的な働きをしていると見られています。ただ、バクテロイデス門はどちらかというと体によい働きをし、フィルミクテス門は悪玉菌に加担しやすい性質をもつようです。フィルミクテス門とバクテロイデス門の細菌群は、腸内で拮抗しながら存在しています。フィルミクテス門が増えればバクテロイデス門が減り、バクテロイデス門が増えればフィルミクテス門が減るというように勢力争いをしているのです。

腸内環境をよくするには、バクテロイデス門が最大勢力となる腸内環境をつくることです。この勢力図は、食事で簡単に塗りかわります。

2010年に、アフリカの原住民と典型的な都市生活をしているイタリア在住の、それぞれ健康な子どもの腸内フローラを比較した研究が発表されました。

それによれば、高食物繊維・低カロリー食で育ったアフリカ原住民の子どもの腸内フローラでは、バクテロイデス門の細菌が優勢でした。しかも細菌の種類と数が多く、若々しい腸年齢が形成されていました。

一方、低食物繊維・高カロリー食で育ったイタリアの子どもではフィルミクテス門の細菌が優勢でした。

どちらの日和見菌が優勢かは、体型にも大きな影響を与えます。

フィルミクテス門の細菌は、糖類の代謝を得意とする遺伝子の多い菌種が目立ちます。簡単にいえば、宿主が食べたものからブドウ糖などの糖質を強く取り立てて腸から吸収させる働きをもつのです。**この菌が増えると、わずかな食べ物からも大量の糖質を取り出す腸になります。使われずに余った糖質は、脂肪となって体に蓄えられます。**つまり、**フィルミクテス門は「デブ菌」**なのです。

一方、バクテロイデス門の細菌は、フィルミクテス門の細菌のように執拗に糖質を取り出そうとはしません。このため、糖質の吸収量は低くなります。余剰な糖質にはそっぽを向くバクテロイデス門は「ヤセ菌」ともいえます。

ヤセ菌優勢の腸をつくるには、食物繊維たっぷりの食事をとることです。

Point!

食物繊維たっぷりの食事で「ヤセ菌」を増やす

太っている人ほどがんになりやすい

ワシントン大学のJ・ゴードン教授は２００６年にとてもおもしろい研究結果を発表しています。太ったマウスから採取した腸内細菌を、別のマウスに植えつけてみたのです。比較対象は、ふつうの体型のマウスから採取した腸内細菌を、腸に植えつけられたマウスです。両者は同じエサを食べさせられました。結果は、前者のほうが肥満になりやすいというものでした。

太っている人の腸内フローラでは、フィルミクテス門（デブ菌）が増えすぎています。肥満の人が食事量を減らしてもなかなかやせないのは、フィルミクテス門の細菌が、食べたものから糖質を執拗に取り出しているからでしょう。

がんを遠ざけて生きるには、そんな腸内環境を放置したままにしてはいけません。肥満は万病のもとです。人類の歴史は飢餓との闘いであり、現代ほど肥満者の多い時代はかつてありませんでした。**肥満は、人の体にとって不自然なことです。不自**

然なことがあると、体はストレスを感じて活性酸素を発生させます。これによって、がん細胞が生まれやすくなるのです。「太っている人ほどがんになりやすい」というのは、本当です。肥満の人の体内では活性酸素が充満しやすいのです。

しかもフィルミクテス門の細菌のなかには、がんを引き起こすものがあることがわかっています。たとえば、フィルミクテス門の仲間で日本の研究者によって発見された「アリアケ菌」という細菌は、人を肥満にするばかりでなく、がんを誘発することが明らかにされています。

肝臓がんの発症にフィルミクテス門が関与していたとの研究報告もあります。この研究を行ったのは、がん研究会の大谷直子主任研究員と原英二部長らのグループです。研究論文は世界的な科学誌「ネイチャー」の電子版に掲載されました。

フィルミクテス門の細菌は、腸内で異常繁殖すると、消化液である胆汁《たんじゅう》を細胞の老化をうながす物質へと変えていました。この老化物質が肝臓に送られると、肝細胞が老化し、発がんをうながすたんぱく質をまき散らすことがわかったのです。

「デブ菌」に腸を乗っ取らせたままにしていてはいけないのです。

Point!

肥満の人の腸は「デブ菌」に占拠されている

キャベツにはがんを抑制する作用がある

フィルミクテス門の細菌は、自然界にも広く生息しています。地球上で生きているかぎり、この菌が腸に入ってきて仲間を活性化させることは避けられません。

腸内細菌の研究が急速に進むなか、近い将来、「フィルミクテス門の細菌を殺す抗生物質をつくれば、がんも肥満も防げるのではないか」と考える専門家が出てくるかもしれません。しかし、これはやってはいけないことです。フィルミクテス門の細菌を追い出そうとするのは、腸内環境にとって不自然なことだからです。

フィルミクテス門の細菌を暴れさせないためには、異常な増殖を防げばよいのです。そのためには、バクテロイデス門の細菌を優勢にしてあげることです。つまりは、バクテロイデス門の細菌が喜ぶような食事を心がけることです。

バクテロイデス門の細菌は、高食物繊維・低カロリーのエサを好みます。肥満の人が腸内の勢力図を塗りかえるには、食事の量を減らすこと以上に、食事の内容を変えることこそ必要です。

そこで、**今日からできる簡単な方法として「食前キャベツ」をおすすめします。夕食の前に、生キャベツを小皿1杯、生味噌をつけて食べるだけの方法です。**キャベツを小さなお皿に1杯分とは、だいたい100グラムです。

1日3食実践できればなおよいですが、無理をすることはありません。夕食だけでも、バクテロイデス門の細菌を優勢にする効果は期待できます。夕食におすすめするのは、夕食はどうしても高カロリーのものを食べることが多くなるからです。夕食の前にキャベツを食べておけば、満腹感を得やすく、食べすぎを防げます。

100グラムのキャベツには、水溶性・不溶性合わせて約2グラムの食物繊維が含まれています。ゴボウや豆類にくらべて食物繊維は少ないのですが、糖質をほとんど含まない利点があります。くわしいことは後述しますが、がん予防には糖質をとりすぎないことも大事です。また、キャベツをおすすめするのは、がん抑制作用の高い野菜だからです。**キャベツのもつがん抑制作用は、ニンニクに次いでナンバー2である**ことがわかっています。

Point!

「食前キャベツ」で腸内環境を整える

がんを遠ざけてくれる野菜たち

アメリカ国立がん研究所が、植物性食品ががんを抑えるという疫学調査を行い、がんを予防する食品をまとめて「デザイナーフーズ・ピラミッド」というものを発表しました。

そのトップに立つのがニンニクで、次がキャベツです。これまでの大規模な疫学調査によって、**乳がん、結腸腺がん、胃がんの予防に有効であることが確認されています。**ただ、ニンニクは食べすぎると胃を荒らしやすい性質をもっています。その点を考慮してがん予防作用を上手に利用するには、決して食べすぎず、1～2片を毎日とることです。

ニンニクの健康効果は、特有の香りや辛み成分である硫化アリルにあります。硫化アリルは生食と加熱した場合では、異なる健康効果を得られます。**生のまますりおろすと、がん予防や抗菌効果を得られますが、胃への刺激が強くなります。加熱**

すると血液の流れをよくし、高血圧を抑えてくれます。すりおろす、焼く、炒めるなど、調理法を変えて食べるとよいでしょう。ただし、硫化アリルは水溶性であるため、水に溶け出します。煮込み料理に使う場合には、煮込みすぎに気をつけて、煮汁までいただくような料理にするとよいでしょう。

ニンニクやキャベツの健康作用は、野菜や果物がそれぞれにもつ特有の「色み」「香り」「辛み」「苦み」にあります。それらの成分を総称して「フィトケミカル」（「植物性の化学物質」という意味）と呼びます。この天然の化学物質の特徴は、なにより活性酸素を消す抗酸化作用に優れていることです。

抗酸化作用は、フィトケミカルの要素が強い野菜や果物ほど高くなります。**フィトケミカルは、ハウス栽培のものよりも、露地栽培の旬や盛りの野菜にたっぷり含まれます。**最近は年間を通して同じ野菜がスーパーマーケットに並ぶので、旬がわかりにくくなっていますが、盛りの野菜は価格が安く、ハウスものは高くなります。

つまり、スーパーマーケットで山積みにされている新鮮野菜、そしてニンニクとキャベツを毎日食べていれば、がんを予防できます。

Point!

スーパーマーケットの山積み新鮮野菜を食べる

プロポリスは強力な抗酸化物質

ニンニクやキャベツのフィトケミカルより、さらに強力な抗酸化作用をもつ食品があります。それはプロポリスです。

プロポリスは、ミツバチが採取した植物の芽や樹液などを材料にしてつくりだす天然の物質です。ミツバチはこの天然物質を巣穴の隙間などに塗りつけて、細菌やバクテリア、カビなどの外敵が侵入するのを防いでいます。

プロポリスには、植物由来の優れた成分が豊富に含まれます。その成分が複合的に働き、抗菌・殺菌作用、抗炎症作用、免疫活性化作用、抗腫瘍作用など、じつに多くの作用を生み出します。1つの天然物質でこれほど多くの健康作用を複合的にもたらしてくれるのは、プロポリスならではの特徴です。古代ギリシャの昔から、プロポリスは薬として使われてきたという歴史もあります。

私も、長い間、プロポリスを愛用してきました。プロポリスを飲んでいると、体が元気になるのを感じます。私の義理の兄も毎日、プロポリスを飲んでいます。義兄は3年前にがんを患っています。腎臓がんでした。

発症したことを相談された私が、後輩である東京医科歯科大学の教授を紹介したところ、義兄は抗がん剤を処方されました。しかし、抗がん剤を飲むと、髪が大量に抜けてハゲてしまうし、吐き気も止まらず、とても苦しい思いをしたようです。

「がんで死ぬより、抗がん剤の副作用のほうがつらい。どうにかならないか」と相談された私は、「抗がん剤をやめたいと、教授に相談してみなさい」と答えました。

義兄はすぐに教授に相談したのですが、「いまやめたら、これまでの努力が水の泡になる」とそれを許してくれません。義兄は「これ以上、抗がん剤を飲むくらいなら、死んだほうがましだ」と、何のための治療かわからなくなることをいいだす始末でした。

私は義兄にいいました。

「死にたくなっては元も子もないから、抗がん剤を飲むのをやめればいい。教授には薬を飲んでいるふりをすればいい」

そのかわりとして、プロポリスと乳酸菌生成エキスを飲むことをすすめたのです。

乳酸菌生成エキスについては第5章でお話ししますが、これはマイ乳酸菌を増やすためのサプリメントです。同時に、食物繊維とフィトケミカルをたくさん含む野菜を食べ、第3章でお話しするような、糖質をとりすぎないで体を温める生活を心がけるように伝えました。

義兄の体調はだんだんとよくなっていき、6カ月後の検査ではがんが小さくなっていました。診断では骨にも転移していましたが、それも消えていました。骨転移まで消えたものだから、教授は「がんが消えた！　抗がん剤が効いたんですよ。だから、薬をやめてはダメだっていったでしょう」と手を叩いて喜んだといいます。

がんは免疫システムの異常や乱れが原因で起こります。人の体には本来、病気を防ぎ、治すための自然治癒力が備わっています。免疫システムも自然治癒力の系統の1つです。

免疫システムは、多種多様な免疫細胞や組織、腸内細菌が連携することで正常に働くことができます。**このような複雑多岐にわたる免疫の病気は、西洋医学に基づく現代の医療では完全に治しにくいことがわかっています。**

西洋医学が不得手としているがんに対して、プロポリスは体内機能を複合的に整えていくという独特の働きを示し、治癒へと導く作用をもちます。そのことは多くの症例や研究によって確認されています。とくに私が注目しているのは、免疫活性化作用です。免疫力が上がれば、がんを退けることができます。

さらにプロポリスは「天然の抗生物質」と呼ばれるように、優れた抗炎症作用をもちます。抗がん剤治療を受けると、白血球が減少するなど免疫機能が低下して、細菌やウイルス感染を引き起こしやすくなります。

かといって、抗生物質や抗ウイルス薬の使いすぎは、新たな感染症を引き起こす危険性を高めます。その点においても、**「天然の抗生物質」であるプロポリスは、白血球を減らすことなく炎症を抑えて、免疫細胞が働きやすい環境をつくりだしてくれる**と期待できるのです。

近年では、プロポリスの抗がん作用の研究が盛んです。プロポリスは抗がん作用をもつ「カフェイン酸フェネチルエステル」「ケルセチン」「クレロダン系ジテルペン」「アルテピリンC」という4つの成分を含むことがわかりました。このうち、前の3種は活性酸素を消去する作用やがん細胞の増殖を抑制する作用が確認されており、アルテピリンCには活性酸素消去作用やがん細胞のDNA合成を阻害《そがい》する作用のあることが、動物実験で明らかにされています。

Point! プロポリスはがん細胞を殺す作用に長《た》けている

プロポリスの上手な選び方

ミツバチの生産物であるプロポリスは、ミツバチの棲んでいる自然環境によって、中身に違いが出てきます。たとえば、ハチミツは花の種類によって味や香りが違うように、プロポリスもミツバチが採取する植物の種類によって香りや色、味だけでなく、体に与える作用などが異なります。

現在、もっとも品質が高いとされているのが、ブラジル南方の内陸部のミナスジェライス州にあるミナス高原の標高８００メートル前後で採取されるプロポリスです。ブラジルや南アメリカの大自然は豊かであるとともに、ミツバチにとっては外敵の多い世界でもあります。

ミツバチの外敵とは、おもに昆虫や細菌、カビ類を指しますが、南アメリカの高原には数も種類も多様です。化学物質で汚染され、虫が少なくなっている日本とは大きく環境が異なります。そうした**過酷な自然環境に棲むミツバチは、巣をより丈**

夫で衛生的に保つために、品質のよいプロポリスをたくさんつくりだすのです。

南アメリカのなかでもミナス高原は、アレクリンやユーカリなどの植物バランスが優れており、ミツバチは豊かで安定した成分をもつプロポリスをつくります。

とくにアレクリンというハーブ種には、緊張の緩和や強い抗炎症、抗酸化、抗菌作用があることが知られています。その成分中に含まれるアルテピリンCには、前項で述べた作用のほかに、異常細胞の増殖を抑制したり、正常細胞の働きを活性化したり、人の免疫力を強化したりする作用があることが、近年の研究で明らかになりました。ミナス高原のミツバチは、このアレクリンの新芽などを採取してプロポリスの材料としているのです。

一方、日本のミツバチは質のよいハチミツをつくりますが、基本的にプロポリスをほとんどつくりません。日本ミツバチには環境が変化すると簡単に巣を捨てる性質があります。巣に執着しないため、堅固な巣をつくる建築材料のプロポリスを必要としないのでしょう。

プロポリスといっても、さまざまな商品があります。そのなかで品質の良し悪しを見分けるには、3つのポイントがあります。

①産地……ブラジルのミナス高原のものが最高品質とされる。
②起原植物……ハーブ種のアレクリンを主原料とするものが抗がん作用がとくに強いと見られている。
③抽出方法……純度の高いアルコールを溶媒とする「アルコール抽出法」でつくられており、1回で抽出された1次抽出のものがよい（二度三度くりかえして抽出されたものは効果が小さいことがわかっている）。

健康効果のより高いプロポリスを選ぶには、この3点を押さえて一度試してみるとよいでしょう。よいプロポリスの原塊は、深い暗緑色をしています。そこから抽出されたエキスは、ハーブのようなすがすがしい独特の香りがします。

その良し悪しは、エキスを少しなめてみると、ある程度わかります。質のよいエキスは、最初は舌先にピリピリとした刺激が走ります。その刺激感はほんの一瞬ですぐに消え、雑味のないさわやかな味が残ります。それが純粋なプロポリスのエキスが本来もっている味です。私もそうしたエキスを毎日1回飲んでいます。

Point! ブラジルのミナス高原のものが最高品質

第2章
がんばりすぎて
いませんか?

がんはストレスからやってくる

「がんと闘います」という人ほど早死にしやすい？

ここ数年、「がんと闘います！」と宣言し、壮絶な闘病生活を送った末に亡くなっていく有名人の姿をテレビで見ることが多くなりました。「がんと闘う」とがんばる人ほど早世するように感じてしまいます。**がんは本当に闘うべき相手でしょうか。がんという病気の本質を知れば、がんは闘う相手ではないことがわかります。**

がんは、正常細胞から突然変異した小さながん細胞から始まります。それが10年、20年、長い人になれば50年かけて腫瘍という塊になって人体組織を冒し、ときに死にいたらしめるのががんという病気です。

つまり、がん細胞は自分の体内で生まれた、体の一部です。正常な細胞も体の一部ですが、がん細胞もまた自分の一部なのです。それを育てた原因は、気づかなかったとはいえ、それまでの生活歴にあります。腸内細菌によいエサを与えることをせず、免疫力を低下させる生活では、がん細胞の発生と成長を抑えることができないのです。

私は、がんとは「体内が死にそうなほどたいへんな状態にある」ことを知らせている、体からのSOSだと考えています。体も心もきわめて不健康な状態を長年かけて蓄積し、それががんという病気になって表に出てきているのです。

そんな体の声に対しては、「これまで負担をかけ、たいへんな思いをさせてきたから、こんなに大きく育ってしまったんだね」と、まずは体をねぎらうことです。

ところが、多くの人は「がんと闘う」という意志をもちます。がんを「敵」ととらえるからです。がんの周辺にはたくさんの正常細胞があります。がんと闘えば、隣り合う正常細胞も傷つけるのは避けられません。また、「闘う」という意識は、それだけでストレスになります。心も体も戦闘態勢に入ってしまうからです。

自然治癒力が働くのは、心身がリラックスしたときです。がんを攻撃する免疫細胞はリラックス時に働きを活性化させ、心身が戦闘態勢に入っていると数を減らしてしまうようにできています。「がんと闘います！」と宣言する人ほど早世しやすいのは、こうした理由もあると私は思うのです。

Point!

闘わず、リラックスすると免疫細胞が活性化する

がんになりやすい性格がある

心が体に与える影響はとても大きなものです。前述のように免疫力の70パーセントは腸でつくられますが、残りの30パーセントは心でつくられています。免疫力を高めてがんを遠ざけるには、心の状態がとても大切です。

それはなぜでしょうか。私たちの心は、自律神経というものに強い影響を与えるからです。自律神経は、自分の意志に関係なく、体の働きを調整する神経です。

自律神経には交感神経と副交感神経があり、それぞれ対照的な役目を担っています。交感神経は活動時に働く神経で、おもに日中に優位になります。交感神経の優位時には、脈拍や呼吸数が増え、血管は収縮し、瞳孔《どうこう》が開きます。その一方で、胃腸は休息します。

副交感神経は休息時に働く神経で、血管を拡張させ、脈拍と呼吸数を抑え、瞳孔は小さくなります。反対に、胃腸の働きは活発化し、消化がうながされます。

交感神経と副交感神経は、どちらかが働きすぎてもダメで、バランスよく切り替わることで、体は正常に動くことができます。

この自律神経の働きは、免疫システムとも連動しています。

免疫の中心となるのは、血液中の白血球です。白血球には大きく分類して顆粒球、リンパ球、マクロファージがあります。私がここまで「免疫細胞」と呼んできた細胞たちです。

がんを防ぐうえでまず知っておきたいのは、顆粒球とリンパ球の働きです。顆粒球はおもに細菌などの外敵を倒します。がん細胞やウイルスを倒すのはリンパ球です。顆粒球は交感神経が優位になると増えます。リンパ球は副交感神経が優位になると増えます。この免疫と自律神経の関係性を研究されているのが、新潟大学の安保徹名誉教授です。

自律神経の働きは、心の状態に強い影響を受けます。ストレスを負うと交感神経が優位の状態になります。イライラ、不安、悩み、疲労感などは交感神経を著しく優位にしてしまうのです。こうした状態が続くと交感神経が緊張し、夜になっても副交感神経に切り替わりにくくなります。すると、顆粒球が過剰になります。顆粒球は、細菌を殺す際に活性酸素を噴射します。死ぬときにも大量に発生します。

安保先生は、顆粒球の寿命は2～3日といっています。つまり、ストレス状態にあると体内では顆粒球が大量に発生し、その寿命がくるたびに活性酸素が充満してしまうのです。「体内の活性酸素の70～80パーセントは顆粒球が放出したもの」とも安保先生は話されています。

しかも交感神経が緊張した状態が続いていると、副交感神経はうまく働けなくなります。すると、リンパ球の数が減ってしまいます。がんを防ぎ、治すためにはリンパ球に活躍してもらわなければならないのに、それができなくなるのです。

「ストレスは万病のもと」といわれます。ストレスががんをつくりだす力も強大なものです。がんを発症したということは、体と心にストレスフルな生活を強《し》いつづけてきた現れでもあるのでしょう。

ストレスががんに与える悪影響は、それだけではありません。免疫のパトロール部隊ともいわれる「ナチュラルキラー細胞（NK細胞）」を減らしてしまいます。

NK細胞は白血球の一部で、体じゅうをたえずパトロールしながらがん細胞を見つけ出し、攻撃と破壊をくりかえしています。私は第1章で、現代人の体内では日々1万個以上ものがん細胞が生まれているのではないかという推測を述べました。その大量のがん細胞をNK細胞が攻撃して破壊し、がんにならないようにしてくれているのです。

ＮＫ細胞は、50億個から、多い人では１０００億個も体内に存在しています。個人差が大きいのです。ＮＫ細胞の数が多く、動きがよい人ほどがんの発症は抑えられます。この働きを決定づけているのも、心のあり方なのです。

ストレスを負うと、ＮＫ細胞は数を激減させます。ストレスには精神的なものに加えて、身体的なものもあります。**食べ物や生活環境が体にストレスを与えることもあります。**また、ＮＫ細胞は加齢によっても減少します。

反対に、笑ったりリラックスしたりするとＮＫ細胞は増え、活動力を高めることがわかっています。「好き」「楽しい」という感情もＮＫ細胞の活性を高めます。好きなことを楽しみながらしている人や笑顔の多い人、自分なりのリラックス方法をもっている人は、ＮＫ細胞の数も多く、活性力も高いのです。

まとめてみれば、人生の楽しみ方を知っている人ほどがんになりにくく、まじめでストイックでストレスをためこみやすいがんばり屋の人ほどがんになりやすいともいえるでしょう。

Point!

ストイックでまじめな性格はがんをつくりやすい

下痢・便秘をくりかえす人は要注意

下痢や便秘を起こすと、「腸の調子が悪い」と思われるでしょう。しかし、下痢や便秘をくりかえす場合、ストレスの関与が強く疑われます。こうした人もがんになりやすい要素をもっているので、気をつけなければいけません。

近年、下痢や便秘をくりかえす過敏性腸症候群に悩む人が増えています。とくに朝の通勤中の車内で下痢痛が起こりやすく、急行や快速など駅間の長い電車内でトイレに行きたくなると困るので、各駅停車に乗る人が多いことを表し「各駅停車症候群」とも呼ばれます。会議やプレゼンの前などに起こる人も少なくありません。

過敏性腸症候群の原因はストレスです。ストレスを過剰に感じると、脳は異常事態が起こったと認識し、セロトニンというホルモンを分泌します。セロトニンは幸福感を高める神経伝達物質で、「幸せホルモン」と呼ばれます。

セロトニンはうつ病とも関係の深いホルモンで、うつ病患者の脳内では著しく減っていることがわかっています。じつは、**人体に存在するセロトニンの約90パーセントが腸にあり、脳に存在するのはわずか2パーセントほどです。**このたった2パーセントのセロトニンが人間の精神活動に大きく関与しているのです。

脳がストレスを感じると腸に異常が生じるのは、その信号が腸に届いて腸粘膜からセロトニンが急激に分泌されるためです。脳は、幸せホルモンによってストレスの解消を試みるのでしょう。しかし、脳の勝手な指令は腸を困らせます。セロトニンの過剰分泌によって働きが乱れ、強い痛みや下痢、便秘が生じるのです。

現代人にがん発症者がとても増えている背景の1つには、こうした**便通異常からくる腸年齢の高齢化**があると、私は考えています。便秘症に苦しむ若い女性の大便を調べたら、1回の量がわずか80グラムしかなかったという調査報告もあります。下痢症の人も、腸内フローラが貧弱であることが容易に推測できます。

こうした人たちの免疫力は、とても心配です。便通異常をくりかえしていると腸内細菌が減って、免疫力の低下は避けられません。しかも、腸内バランスが崩れれば悪玉菌が増え、それらが発がん性のある毒素を発生しやすくなるのです。

Point!

ストレス性の下痢症・便秘症も腸内環境を悪くする

リラックスの時間を努めてでも増やす

過敏性腸症候群とひと言でいっても、下痢になる人もいれば、便秘になる人もいます。下痢と便秘は正反対の症状ですが、原因がストレスにあるならば、治し方は同じです。ストレスのたまる場所からはなるべく遠ざかり、リラックスできる時間を努めてでも増やすことです。

たとえば私はお酒が好きですが、大好きな人としか飲みにいきません。仕事柄、宴席に誘われることは多いですが、キライな人がいたり面倒な席だったりすれば、「父親が危篤《きとく》なので」と、あの世の父親に協力してもらいます。ストレスの場を避け、がんから身を守るために、ウソをついてもよいことにしています。

まじめでストイックな人ほどがんになりやすいことは、すでにお話ししました。私はときには仕事や人間関係を適当にサボることも必要だと考えています。若いころにはがむしゃらに働き、人脈をつくることも大事ですが、**40歳を過ぎたらがん年**

齢に入ってきたことを自覚して、自分のために積極的に休養をとることです。オン・オフの切り替えを上手にできる人ほど、体を長持ちさせられるのです。

「生涯現役」を合言葉に第一線で活躍している人ほど、異では仕事をうまくサボっているものです。前出の安保先生は、「自分はもういい年齢でストレスがいちばんよくないから、週の半分は働かない」といっていますし、登山家の三浦雄一郎さんも「好きなことをするのが健康の秘訣」といって週の半分は休みと決めているそうです。好きなことをもっている人、仕事をうまくサボってストレス発散できる人は、がんになりにくいのです。

フィンランド症候群という言葉をご存じでしょうか。45〜55歳の部課長クラスの男性を対象に、かつてフィンランドで行われた実験があります。禁酒禁煙、コレステロールも血圧も正常という節制組600人と、生活に何の制限もせず、好き勝手に生きている600人のグループを10年間観察しました。ふつうに考えれば、節制組のほうが長生きをしそうです。ところが実際には、まじめでストイックな節制組のほうが、好き勝手に生きている人たちより死亡率が高かったということです。

Point!

適当にサボれる人ほど長生きできる

臭いオナラは腸からのSOS

ストレスがたまると、オナラが臭くなります。臭いオナラが出るときには、努めてでも生活を変えることです。**怒りや不安、恐怖などの心理的ストレスによって、腸内細菌のバランスは崩れます。**臭いオナラは、悪玉菌が優勢になり、体内でがん細胞が発生しやすくなっていることを知らせる、腸からの初期のSOSです。

１９７６年、アメリカ航空宇宙局（NASA）のホールデマン博士が宇宙飛行士と腸内細菌の関係を調べています。科学実験探査機に搭乗した3人の宇宙飛行士の腸内細菌を調べたところ、極度の不安と緊張にさらされている際、悪玉菌の一種であるバクテロイデス門の腸内細菌が異常に増殖していることが確認されました。

旧ソ連においても、宇宙飛行士の腸内細菌叢が調査されています。腸内フローラは飛行前から変化を見せはじめ、飛行中はさらに異常が認められました。善玉菌であるラクトバチルス属の乳酸菌などが減り、悪玉菌であるクロストリジウム属の細菌が増えていたのです。

同様の調査は日本でも行われています。阪神・淡路大震災後の被災者の腸内細菌叢を調べたところ、大便中のカンジダ菌やシュードモナス菌が増加していました。心理的、身体的ストレスが善玉菌を減らし、こうした悪玉菌を増やしたのです。

なぜ、ストレスは腸内細菌に影響を与えるのでしょうか。九州大学の須藤信行教授らのグループは、生体に有害なストレスを受けた際、消化管の一部で放出されるカテコラミン（神経伝達物質の一種）による直接的な影響を明らかにしました。ストレスを負って腸内でカテコラミンが放出されると、これにさらされた大腸菌の増殖が活発になり、腸管での病原性が高まったのです。カテコラミンによる病原性増強効果は、大腸菌以外の細菌でも観察されています。

悪玉菌は増えすぎると悪さを始めます。悪玉菌がつくる悪い酵素は、未消化のたんぱく質を腐敗させて毒素を発生させます。その毒素が免疫力を低下させ、体各部の細胞を傷つけるので、がんが発生しやすくなるのです。**毒素はオナラにも含まれます。**オナラはがまんせずに元気に出すことが、がんを防ぐために大事です。

Point!

オナラはがまんせず元気よく出す

人の幸福感は腸内細菌がつくっている

ストレスからがんを起こさないために、私たちはどうすればよいでしょうか。「まじめでストイックな性格を変えよう」というのは簡単ですが、実際にはとても難しいですよね。でも**性格を変えるのは難しくても、腸を変えるのは簡単です。**

うつ病などの心の病に苦しんでいる人たちは、腸内細菌の数が減り、バランスが乱れていることがわかっています。免疫力も低下しています。また、ドーパミンやセロトニンなどの神経伝達物質のバランスも崩れています。

人が幸せを感じるのには、ドーパミンやセロトニンなど脳から分泌される神経伝達物質が深く関与しています。**ドーパミンはやる気を奮い起こす働きがあり、セロトニンは歓喜や快楽を伝えるもの**です。これらの幸せホルモンが不足すると、人はキレやすくなったり、不安感が強くなったりして、悪化させるとうつ病などの心の病を発症してしまうのです。

ですから、人が幸福に生きるためには、幸せホルモンの分泌量を増やすことが大事です。その方法として、腸内細菌の重要性がわかってきました。

スウェーデンのカロリンスカ研究所などで、通常の状態の腸内細菌をもつマウスと、もたないマウスを比較した実験が行われました。その結果、腸内細菌をもたないマウスは成長とともに攻撃的な性格や行動がひどくなり、危険をともなう行動が多く確認されたのです。ストレスに苦しめられるタイプの性格です。

私も、うつ病などの精神疾患のある人の便を調査したことがあります。彼らの便は、例外なく不健康なものでした。腸内には善玉菌がほとんどおらず、悪玉菌がはびこっていて、便は少量で悪臭の強いものばかりでした。そうした人の脳では、幸せホルモンの分泌が満足にできなくなっています。

なぜ、腸内環境が悪化すると、幸せホルモンが不足し、ストレスがたまるのでしょうか。それは、幸せホルモンの生成に腸内細菌が関与しているからです。

腸内細菌が少なければ幸せホルモンをつくれず、ストレスをためこみやすい心理が続きます。反対に腸を変えれば、幸せを感じやすい性格になれるのです。

Point!

腸内細菌を慈しんでいれば、ストレスを感じにくくなる

腸内細菌と幸せホルモンの深い関係

ドーパミンやセロトニンなどの幸せホルモンは、人の体内で独自に合成できません。**脳内の幸せホルモンを増やすには、まず、たんぱく質を食べ物から摂取すること**です。ただし、肉や魚、卵、大豆食品などたんぱく質が豊富なものを食べるだけでは、幸せホルモンを脳に送り込むことはできないのです。

口からとったたんぱく質は、その分解産物であるトリプトファンやフェニルアラニンなどのアミノ酸になります。このトリプトファンとフェニルアラニンが、幸せホルモンの原料となります。

たんぱく質の分解にはビタミンCが必要です。また、トリプトファンやフェニルアラニンなどのアミノ酸から幸せホルモンを合成するためには、葉酸（ビタミンM）やナイアシン（ビタミンB_3）、ビタミンB_6などのビタミン類が欠かせません。

これらのビタミン類は、人の体内では合成できません。みなさんは野菜や果物など、ビタミン類の多いものを食べれば、それを摂取できると思っておられるでしょう。しかし、そうではないのです。食べたものからビタミン類を合成するのは、腸内細菌です。腸内細菌がバランスよく存在していないと、私たちはビタミンをうまく合成できないのです。そして、腸内細菌がビタミン類をつくってくれなければ、幸せホルモンの分泌量が不足します。

ビタミンの合成力を高めるには、腸内細菌の数を増やし、活動力を高めることです。外国などを旅行してしばらくすると、ふだん食べていたものが食べられなくてイライラしてくることをしばしば経験します。それは食べ物や環境の変化によって腸内細菌が数を減らしてバランスを崩した結果、ビタミン類の不足が起こり、幸せホルモンが減ったことが根底にあると考えられます。

現代は、ストレス社会と呼ばれます。私たちは日々、何らかのストレスを感じながら生きています。ストレスを回避・発散する方法をもつことも大事ですが、それ以上に大切なのは、腸内細菌を増やすことだったのです。腸内細菌が増えれば幸せホルモンの分泌量が増え、心は穏やかになり、ストレスを感じにくくなるのです。

Point!
腸内細菌を元気にすれば、ビタミンの合成力が高まる

「がんうつ」も腸がつくっていた！

がんの患者さんには、うつ病を併発する人がとてもたくさんいます。がんと診断されたのちに、5人に1人がうつ病を併発するともいわれています。余命を宣告された精神的ショックの大きさは計り知れないことでしょう。

がんと診断されたとき、「なぜ、自分ががんになってしまったのか」と否定したい気持ちと、「がんに負けてはいけない。がんばって治さなければ」と現状を受け入れる気持ちとのあいだで、患者さんは揺れ動くことになります。そのなかで、なんとか現状を受け入れ、前向きな気持ちをもつことができれば、うつ病を回避できますが、現状を否認する気持ちが強くなりすぎると、精神的ストレスから体に不調が及び、不眠や強い疲労感、頭痛、めまい、動悸などの症状が出てくるのです。

ただ、思い出してください。「なぜ、私ががんになったのか」と否認する気持ちも、「がんと闘う」とがんばる気持ちも、がんを悪化させることはあれ、よくはしてくれません。いずれも大きなストレスを生むからです。病気がもたらすストレスに真っ向から目を向けることは、それだけで心身に強いストレスを与えることになるでしょう。

そうしたときにこそ、腸に目を向けましょう。がんという病に対して、どのように向き合い、どうつきあっていくかを考えるよりも、**どうすれば腸を元気にでき、腸内細菌を増やし、立派な大便を毎日出せるようになるかを考えたほうが、気持ちがずっと楽ですし、免疫力を強化できます。**

がんは免疫力が低下すると進行を速めてしまいます。何度もいいますが、免疫力の70パーセントは腸がつくります。残りの30パーセントは心がつくっているのです。その30パーセントの心の部分も、腸内バランスを整えることで向上させることができます。幸せホルモンの分泌量が高まるからです。がんをよくするのも悪くするのも、「がんうつ」になるかならないかも、すべては腸にあると考えてよいのです。

がんになる前から、がん予防のために腸を大切に生活することが大事です。そして、がんになってから向かい合いたいのは、がんそのものよりも腸なのです。

Point!

がんと向かい合うより、腸に目を向けよう

「時間がない」と簡便な食事をしていませんか？

がんやうつ病など現代人に多い病気のおおもとは食事にあると、私は考えています。**腸内細菌を元気にする食事をしていれば、体は病気をつくりだしません。**反対に、腸を汚す食事をしていれば、そこから病気の芽が生み出されます。理由は、私たちの免疫力の70パーセントは腸内細菌が握っているからです。

つまり、腸によい食事は免疫力を100パーセントよい状態に整えるのです。そのためには、玄米や五穀米などの全粒穀物、豆類、野菜類などの植物性食品をとって腸内細菌が棲みよい腸内環境をつくり、そのエサとなる食物繊維や発酵食品、オリゴ糖を多くとることが重要です。

これは、ストレスへの耐性と幸福感を高め、がんうつを防ぐためにも大事なことです。カナダの精神科医エイブラム・ホッファー博士は、心の病を抱えた患者さんに対して、「あなたは、いままで何を食べてきましたか」と質問していたといいます。博士は、毎日の食事を工夫することで、心の病の治療と予防ができると考えていました。現在、日本では、心の病の治療は薬物療法とカウンセリングが中心ですが、ホッファー博士は栄養学的なアプローチこそ必要だとしていたのです。

栄養学的なアプローチが大事なのは、がんにおいても同じです。

「あなたは、いままで何を食べてきましたか」。すでにがんになっている人も、がんを予防したい人も、自分に問い直してみることです。がんを起こしやすい、もっともよくない食事は、「時間がない」と電子レンジでチンするだけ、お湯を注ぐだけで食べられるような食事（ジャンクフード）です。

私たちの体を組織する細胞は1万年前から変わっておらず、**1万年前の生活になかったものにふれると活性酸素が発生する**ことはすでにお話ししました。電子レンジでチンするだけ、お湯を注ぐだけ、袋を開けるだけで食べられるものには、食品添加物が大量に使われています。天然の物質を使った添加物もありますが、多くは化学的に合成された物質です。そうした自然界にないものを腸に入れることは、腸の中を活性酸素で充満させ、腸内細菌を殺してしまう一因になるのです。

Point!
ジャンクフードは腸を汚す毒

保存料が腸内細菌を減らす

ストレスは、心理的なもの以外にもあります。食べ物や生活環境、外気温なども人にストレスを与える一因です。

とくに腸に甚大《じんだい》なストレスを与えるのは、食品添加物を含む加工食品です。現在、巷《ちまた》にあふれる加工食品は、味も見た目も整っているうえ、簡単に食べられ、価格もずいぶん安くなっています。コンビニエンスストアには、揚げ物、おにぎり、サンドイッチ、菓子パン、弁当、サラダなどが並んでいます。

調理の手間がいらず、食べたいときに食べたいものを食べられる生活は、一見、ストレスフリーのように感じます。ところが、腸にとってはたいへん強いストレスを受けることになります。**活性酸素を発生させるものが大量に入ってくるからです。**

しかも、加工食品には「保存料」という名の防腐剤が入っています。防腐剤とはその名のとおり、食品中に微生物が侵入して発育・増殖するのを防ぎ、腐敗・発酵を起こさないようにする薬剤のことです。防腐剤というと聞こえが悪いので、最近では保存料と呼ばれるようになりました。

長い時間、食品を店頭に置いておくためには、保存料は必要なものなのでしょう。しかし、腸にとっては不必要なものです。

保存料でもっともポピュラーなソルビン酸を使った研究があります。青山学院大学の福岡伸一教授の実験によれば、食品を腐敗させる細菌を寒天に入れ、ソルビン酸を0・3パーセント添加した培養液に加えると、細菌は数を増やすことがまったくできませんでした。**こんな化学物質が腸に入ってくれば、腸内細菌の発育と増殖に悪影響を与えるのは間違いない**でしょう。

保存料はソルビン酸以外にもあります。安息香酸、安息香酸ナトリウム、しらこたんぱく抽出物、プロタミン、核たんぱく、ソルビン酸カリウム、プロピオン酸、プロピオン酸カルシウム、プロピオン酸ナトリウム、ポリリジンなどです。食品を購入する際には原材料名を必ずチェックしてください。そして、こうした名前が記載されているものは選ばないことです。

Point!
食品パッケージの原材料欄を必ずチェック！

「保存料無添加」に安心してはいけない

最近では、保存料の危険性が周知されてきたおかげで、「保存料無添加」を明記する加工食品が多くなりました。コンビニ弁当や惣菜《そうざい》などに保存料不使用の流れもあります。しかし、これに安心してはいけません。本来、食べ物は、その生命を断った瞬間から劣化が始まるものです。食品メーカーは、保存料という名の添加物を使わないことを謳《うた》う一方で、**保存料のカテゴリーに入らない合成添加物やpH調整剤などを数種類合わせて食品に混ぜ込み、食品を長持ちさせようとするケースが多くなっています。**「保存料無添加」という名のもとに、実態のよりわかりにくくなった数種類の食品添加物を一度に口にする危険性が高まっているのです。

保存料を含む食品添加物を危険視する私の考えには、反論があります。私のもとには食品会社などからイヤになるほど苦情がきます。苦情の主旨はこうです。

「食品中の保存料は、人が摂取した時点でほかの食べ物や体内の水分により薄められ、さらに消化酵素によって分解される。腸内細菌の数は、食品中の細菌数よりはるかに膨大である。よって、保存料は食品中の細菌の活動を阻害できるが、腸内細菌の数を減らすようなことにはなりえない」

そして決まってこう続きます。「保存料などの食品添加物入りの食べ物をたくさんとっていると、腸内細菌が確実に減るというデータはあるのか」と。

データを集めずとも、答えは明らかです。保存料などの食品添加物を含む加工食品を日常的に食べている人は、大便の量が決まって少なく、貧弱だからです。

人の大便は60パーセントが水分で、20パーセントが腸内細菌とその死骸、15パーセントは腸粘膜細胞の死骸、食べたもののカスはわずか5パーセントにすぎません。つまり、固形部分の大半は、腸内細菌です。**食事をたくさんとれば大便もデカくなると思っている人がいますが、これは大きな間違いです。**大便は、食べた量ではなく、腸内細菌の数に比例し、大便の大きさはその人の免疫力を表します。食品添加物の多い加工食品ばかり食べている人の大便が小さいのは、腸内細菌の数が著しく減り免疫力が低下している証なのです。

Point!
ジャンクフードを食べていると大便が小さくなる

がんが味覚を変える

私は2カ月に1回、名古屋で開かれる予防医学フォーラムで健康セミナーの講師をしています。その講師メンバーに京都のご住職がいます。ご住職は2年前にスキルス性の胃がんになり、胃を全摘しました。発見されたときはすでに末期症状で、手術をしても数カ月の命だと宣告されていました。

そのご住職に聞いた話です。胃がんと診断される1年前から味覚が変わってきたといいます。それまでは冷たい食べ物など欲しいと思ったことはないのに、アイスクリームや氷などが無性に食べたくなったといいます。昼夜かまわずアイスクリームを頬張ってしまう行為は、自分でもおかしいと思うほどだったそうです。

また、私の友人のお母さんは、私と友人が知り合うずっと前に、悪性リンパ腫で亡くなられましたが、入院中、頻繁にコーラを飲みたがったといいます。がんになる以前はコーラを飲んでいる姿など見たこともないのに、本当に不思議だったと、友人は話してくれました。

疲れているときに甘いものが欲しくなるなど、味覚が一時的に変化することはあります。加齢とともに味覚が鈍くなっていくこともあります。薬の副作用で味覚が変わることもあります。その一方で、体内に起こっているがんが味覚に影響していることもあるのです。

がん細胞は、「高糖質、低酸素、低体温」という条件が1つでもそろえば、成長する力を高めることがわかっています。理由については、次章で詳述しますが、この3つの状態を体につくることは、大きく成長しやすい環境をがん細胞に与えてしまうことになります。

「とにかく冷たいものを無性に口にしたくなる」「甘いものが好きだったわけではないのに、甘いものが欠かせない」など、食べ物の嗜好《しこう》に自分でもおかしいと感じることがあれば、気をつけましょう。「疲れているせいかな」「ストレスかも」と思っていたら、じつは、体内のがんがみずからの成長のために、冷たいものや甘いものを欲していたということがよくあるのです。

Point!

冷たいもの、甘いものはがん細胞を成長させる

「がん生存率」「余命」を気にしない

がんになった人をとても苦しめることの1つに、「がん生存率」と「余命宣告」があります。がんという大病を発症しただけでもショックなのに、余命を宣告されたりすれば、甚大なストレスを心身に与えることになります。

私は以前、ある企業の社員の健康管理をしていたことがあります。最近、そのときの社員たちが「がんになり、余命を宣告されました」と泣きながらやってくることが多くなりました。そんなときには、「その医者はチンパンジーに向かって心がまえを説いているんだ、という程度に聞いておきなさい」と答えています。

現代の医療は、動物実験で得たデータをもとにしていることが多々あります。新薬も開発されたらまず動物で試されます。その結果から、人間に効くかどうかが判断されたのち、治験が行われます。しかし、動物と人間は体のメカニズムが違うのですから、動物実験の結果をそのまま人間に当てはめることはできません。

「がん生存率」というのも、真に受ける必要のない数字です。自分の命は1つであり、それまでの統計に自分の人生を当てはめることなど無意味です。

末期がんといわれても、生存率の低い悪性度の高いがんだといわれても、「チンパンジーに話しているんだな」という程度に聞いておくことです。抗がん剤治療を拒《こば》むと「命の保証はできないですよ」と脅す医者がいるといいます。余命宣告をしておいて「命の保証」という言葉を持ち出すなど、とんでもない医者です。

　前述のご住職はスキルス性の胃がんでしたが、いまではすっかり元気になって、私と一緒に健康セミナーの講師をしています。その健康セミナーには、がんとなり、余命を宣告されたという人も参加されます。体力が失われ、歩くのもしんどいようで、杖をつきながら来る人もいます。しかし、そうした人がセミナーに参加するたびにだんだんと元気になられていく姿を、私は何度も見てきました。ご住職は余命を宣告されても、生きることに希望を失わず、自分にできることを探し、熱心に実践していました。健康セミナーに参加されているがんから生還された方々も、余命を宣告されても命をあきらめず、自分にできることを探した人たちです。

Point!

医者が提示する数字よりも自分の生命力を信じる

「余命2カ月」と宣告された私の友人

私は、末期がんと宣告されながら、元気になられた方を大勢知っています。そのなかでも、とても印象的な友人がいます。

彼は「余命2カ月」と宣告されながら、8年過ぎたいまも元気にしています。

彼は膵臓がんと診断されたのち、ただちに開腹手術を受けました。しかし、がんが周囲の組織に広く浸潤していて、病巣を摘出できないままお腹を閉じました。

彼には3人の成人した子どもがいますが、3人ともニートでした。奥さんとの仲もよくありませんでした。「余命2カ月」と聞いた彼は、家族旅行を一度もしてこなかったことに大きな心残りを感じ、「死ぬ前に、みんなでハワイに行こう」と家族に頼んだのです。彼はすでに歩行が困難な状態になっていました。そんな父親の最後の頼みを叶えようと、3人のニートたちは必死に働き、旅費を稼ぎます。

彼にとっては車椅子に乗りながらの旅行でしたが、最高に楽しい思い出となりました。「家族みんなでハワイ旅行」という最後の夢も叶い、家族はハワイの地で心をふたたび通い合わせることができました。そして、「お父さんと一緒に、もう一度ハワイに行こう」という目標を家族でもつようになったのです。

ワクワクする心が躍るような目標は、彼の心の状態を劇的に変え、それにともない体調も改善していきました。2回目のハワイ旅行のときには、車椅子が必要なくなっていたほどです。それから8年過ぎたいまでは、「余命2カ月」と宣告されたのがまるで嘘のように、家族仲よく元気に過ごしています。

がんと診断されたり、余命わずかと宣告されたりしたとき、心を強くもつのはとても難しいことです。しかし、医師が下す余命はたんなる数字でしかないのです。

そんな数字を真に受け、気持ちが沈めば、免疫細胞の停滞を招いてしまいます。免疫力の30パーセントは心がつくっているのですから。がんをおとなしくさせるには、体の中の免疫力を元気にすることです。そのためには、努めてでも、生活のなかに「楽しい」「好き」と思える予定をどんどん入れていきましょう。心が前向きになれば、免疫機能が動きだし、がん細胞を退治してくれるのです。

Point!

「楽しい」「好き」と思える予定をどんどんつくろう

夢中になれることに「参加」する

もう1人、心の力で奇跡を起こした友人がいます。

姫路に住むその友人から、ある日、「お腹の調子が悪い」と電話がありました。私は岡山大学を彼に紹介しました。初期の胃がんで、「すぐに切ったら治る」という医師の診断でした。それなのに、「親からもらった大切な体を切るなんてイヤだ」と、彼は治療を断りました。本人がそういうなら、そうするのがよいのだろうと、私もそれ以上は何もいいませんでした。

そうしたら、5年ほどしてふたたび電話がかかってきました。「がん細胞が増えたようで、ご飯ものどを通らない。これでは生きているかいがないから、手術を受けたい」というのです。私はまた岡山大学を紹介しました。そのときには転移も見られ、ひどい状態でした。切れるところは切除したのですが、「そう長くはないだろう」と担当医に宣告されました。

ところが、それから10年過ぎたいまも、彼は元気にしています。不思議に思って暮らしぶりを尋ねてみたことがあります。彼は市営アパートに住んでいて、毎日100人くらいの1人暮らしのお年寄りの面倒を見ていたのです。

「おれが死んだら、お年寄りたちが困る。死ぬわけにはいかない」と、齢《よわい》70を超えた友人は力強くいっていました。**使命感をもって生きていると、がん細胞の増殖を抑える力がわいてくる**のだと感心したものです。

私もがんになったら、つらい治療に大事な時間を費やすよりも、好きなこと、楽しいと思えることをとことんやり抜く人生を選ぼうと考えています。**抗がん剤の治療に命をかけるよりも、好きなことに命をかけたい**、というのが私の願いです。

がんになっても、がんになっていなくても、免疫力を高める要素の1つに「参加」があります。免疫力を高めるには仕事だけではなく、心がときめくものを探すことが大切です。興味のもてる対象なら何でもよいのです。世の中のためにならなくても、お金にならなくてもいい、あなたが夢中になれる何かに打ち込むこと、そこでいろいろな人と知り合って「参加」することが、心の力を高めてくれるのです。

Point!

「好きなこと」「楽しいこと」に命をかける

依存心の強い人は危ない

活性酸素に攻撃されて発生した小さながん細胞が、がん腫瘍に成長するまで、短くとも10年かかります。早期がんとして発見されたときには、腫瘍の大きさは約1センチ、がんの細胞数はおよそ10億個に達しています。つまり、早期がんと診断された人であっても、10年以上かけて10億個以上ものがん細胞を体の中で増やしてきたことになります。

そう考えれば、早期がんであっても、ある程度進行した進行がんであっても、治療のしようがないとされる末期がんであっても、発見された時点で、すでに10年以上ものがんを育ててきたことになります。がんを育てやすい腸内環境を維持してきたといいかえることができるでしょう。

ところが、医師たちは「早期発見、早期治療」が必要といいます。**がん細胞を10年以上も体内に抱えてきたのですから、発見された時点ですでに早期とはいえませ**

ん。それでも早期発見をよしとするのは、がんは小さいほうが医師の治療が進めやすいという理由です。医療者側の都合です。

しかし、早期がんと診断され、医師のすすめに従って治療を受けたにもかかわらず亡くなってしまう人がいます。私の弟も、発見されたときには早期がんと診断されました。一方で、末期がんと宣告されながら、腸と心によい生活を始めることで免疫力を高め、生きつづける人もいます。この違いは何でしょうか。

私は、がんになる以前から、何かに依存する気持ちの強い人は、がんになったときに危ないと思っています。医師のいうことに盲目的に従ってしまうからです。また、民間療法などで「がんが消えた！」などの宣伝文句を見ると大金を払って依存してしまう人が少なくありません。**がんになると、「助かりたい」という気持ちはだれでも強くなります。しかし、「藁《わら》にもすがる思い」になってはいけないのです。**

守るものは自分の命です。末期がんといわれても医師のいうことを鵜呑《うの》みにせず、積極的に情報を集めながらも、それに振りまわされず、自分にとって正しいと信じられる対策を日一日と実践していける人は、がんになっても強いと感じます。

Point!

医師のいうことを鵜呑みにしてはいけない

治療を医師まかせにしない

がんになると、医師からは手術、抗がん剤、放射線治療の3つをすすめられます。この3つが、がんの標準治療だからです。この3大治療から医師は症状に適した治療法を選び出し、なかには、それ以外に選択肢はないという者もいます。

「標準治療を拒んだら、『死んでもいいのですか』と医師にいわれた」「抗がん剤の副作用があまりにひどくて『やめたい』といったら叱られた」という話をよく聞きます。前述した私の義理の兄も、抗がん剤の中断を求めたのに担当医に許してもらえなかったと、私に相談にきました。

治療は元気になるために行うものです。がんの3大治療は、がんを取り除く、あるいは小さくする目的で実施されますが、一方で患者の免疫力を著しく落としてしまう側面をもちます。たとえば、抗がん剤はとても毒性の強い薬です。その強力な毒性でがん細胞を叩こうとするのですが、同時に正常細胞にも甚大なダメージを与えます。深刻な副作用が表れ、患者の免疫力を低下させます。がんを一時的に小さくできても免疫力が弱ってしまえば、がんはふたたび息を吹き返すでしょう。

日本は、がん大国といわれて久しくなります。がん治療の技術は日進月歩で発展しています。それでもがんで亡くなる人は減らないばかりか、増えるいっぽうです。「患者数が増えているのだから当然だ」と、がん医療に携わる人たちは答えるでしょう。しかし、もしもがん治療が奏効しているならば、がんになる人が増えたところで、がんで死ぬ人は減ってよいはずです。

私の知り合いの編集者は、がんの専門医から「3カ月延命できる方法を私はもっているから本を出したい」ともちかけられたといいます。がん治療の現場では、3カ月延命できることは画期的なことかもしれません。しかし、一般の人が治療にかける思いと、がん治療の世界は、想像以上に深く乖離《かいり》しているのです。

私は治療のすべてを否定する者ではありません。ただ、治療を選択するのは自分自身だという軸を忘れてはいけないと思っています。治療法の選択以前に、まず考えたいのは、腸と心を整えて免疫力を100パーセントの状態に高めることです。

Point!

3大治療よりも免疫力の向上がまず大事

あなたが笑えばＮＫ細胞も笑う

ストレスは免疫システムに甚大な影響を与えます。なかでも、とくにストレートに影響されるのが、ＮＫ細胞です。ＮＫ細胞は、たえず体内をめぐり、日々発生しているがん細胞を探しては攻撃し、破壊してくれている免疫細胞です。

がんを起こしやすい要因の1つに、不規則な生活があります。昼夜逆転の生活をしている人、夜勤のある人、夜更《よふ》かしの人にがんがよく見られます。これには、ＮＫ細胞の日内変動が関与しています。**ＮＫ細胞は朝9時前後と夕方5時前後に活性が高くなり、夜9時ごろになると、とても低くなります。**不規則でストレスフルな生活をしていると、ＮＫ細胞の日内リズムが崩れて活性が著しく低下し、がん細胞を叩けなくなるのです。夜型の生活を続けていると疲れがとれにくくなりますが、「疲れた」と感じるときには、ＮＫ細胞も停滞しているので注意してください。

なぜ、ストレスはＮＫ細胞の活性にこれほどの影響を与えるのでしょうか。

私たちは日常生活のなかで、何かあるたびに、無意識のうちに好き嫌いを判断しています。この心の変化が脳の一部である間脳に伝わると、間脳は特殊なたんぱく質を合成し、それが無数の神経ペプチドに分解されます。この神経ペプチドは脳内で働く神経伝達物質やホルモンのもとになる物質です。神経ペプチドは、まるで感情をもっているように、心の状態の内容を判断するのです。

「好き」「楽しい」などのプラス思考は、その特殊なたんぱく質を幸せホルモンに分解させます。そして、血液やリンパ球を通じて全身に流れ、NK細胞の働きを活発化します。反対に、悲しいときやストレスを受けたときには、ストレスホルモンとなって、NK細胞の活性を低下させてしまうのです。

NK細胞をとくに活性化させるのは「笑う」という行為です。アメリカのロマ・リンダ大学のリー・バーク博士は健康な医学生52人に1時間のコメディービデオを見てもらい、その前後の免疫因子の活性を観察しました。結果は、NK細胞を含めた多くの免疫因子の活性が大幅に増加し、その効果はビデオ鑑賞後12時間も続いたといいます。あなたが大いに笑えばNK細胞も元気になり、がんが遠ざかるのです。

Point!　毎日1時間、大いに笑う時間をもとう

がん検診は自分の意志で行う

本章の最後に、がん検診についてお話ししておきましょう。

現代医療では、「早期発見、早期治療」ががんの克服には大事で、そのためにはがん検診が欠かせないといいます。しかし、はたしてそうでしょうか。

私の弟のように、早期発見したのに治療のかいなく亡くなる人は大勢います。反対に、ご住職や前述の友人たちのように「手の施しようがない」といわれたのに、現在も長生きしている人も大勢います。

私は、がん検診は自分の意志で行うものと考えます。がんになった有名人が「早期発見のために、がん検診に行きましょう」という姿を目にしますが、私は「う〜ん」と唸《うな》ってしまうのです。同じような思いをしてほしくないのならば、「腸と心の力をつけ、免疫力を100パーセントの状態に整えましょう」というべきでしょう。

それががんを発症しないための唯一の方法だからです。また、たとえ体の中にがん腫瘍があったとしても、免疫力が100パーセントの状態にあれば、それ以上進行する心配はないし、小さくなることも期待できます。大事なのは、がんの有無を検査するより、免疫力を高める生活の重要性を説いて、予防意識を高めてもらうことです。

がん検診は、がんの不安からくるストレスから解放されるというならば受ける価値はあるのでしょう。ただ、安心しすぎてその1年、免疫力を低下させる生活を続けてしまうならば、本末転倒ということになります。がんを遠ざけるために、結果をどう活かすのかは自分しだいです。

ただし、検診を受ければ、がんが発見される可能性が出てきます。がんと診断されたときに、目の前が真っ暗になって、医師のいう治療法をそのまま受け入れるようなことをしないよう、心がまえをもって出かけましょう。治療を受けるにしても、治療の内容と薬の効能、副作用の表れ方は自分できちんと調べ、納得したうえで行うことです。また、セカンドオピニオン（第2の意見）を活用するのも大事です。

なお、**がん検診がかえって新たながん細胞を生み出してしまう危険性がある**ことも知っておいてください。日本は世界でも突出した「医療被曝大国」です。CT（コンピュータ断層撮影）検査やX線検査などの放射線検査を受けたことによる、国民

1人当たりの医療被曝は、先進国平均の約2倍というデータもあります。

検査技術は、年々高度になっています。それによって小さながん腫瘍も発見できるようになりました。しかし、医療被曝の問題から考えると、手放しで喜べることではないのです。同じ検査でも、病院によって被曝する線量には数倍もの違いがあります。**高度の放射線検査ができる機器ほど、被曝量は大きくなってしまうのです。**

CT検査を受けた数カ月後にがんが見つかったというケースはよくあります。検査で小さながんを見落としたのかもしれません。しかし、医療被曝によって腫瘍が育ってしまったという可能性も否定できるものではないでしょう。

これは、女性の乳がん検査でもよくあることです。最近は、マンモグラフィー（乳房X線撮影）を行政のがん検診でも受けられるようになりました。乳房を機械にはさんでX線に写し、乳腺にできた小さな腫瘍を探す検査です。日本人女性の乳腺は、小さな胸にギュッとしまいこまれていますから、それを平べったく押しつぶして微細な腫瘍を見つけるのは難しいものです。事実、マンモグラフィーを受診したのに、のちに乳がんが見つかったというのは、みなさんもよく聞く話だと思います。

Point! **医療被曝によって新たながんを生み出す危険性を知っておく**

第3章

ミトコンドリアを意識していますか？

体内エンジンを乱れさせてはいけない

人の体は2つのエンジンを搭載している

私たちは、通常、1日3回の食事をします。また、呼吸によって大量の酸素を吸い込んでいます。食べたものや酸素は、体を動かすエネルギーをつくりだす際にも使われています。

このエネルギーの生成方法を意識したことがありますか？　がんを遠ざけるには、エネルギーの生成のさせ方に注目することが重要です。これを間違えると、活性酸素を大量に発生させ、がん細胞を毎日のように膨大に生み出してしまうようになります。

人間の体は、2つのエネルギー生成系を備えています。エネルギー生成系とは、エネルギーを生み出すための「エンジン」です。私はこれを「体内エンジン」と呼んでいます。後述するように、**私たちの体は、2つの異なる体内エンジン（「解糖エンジン」と「ミトコンドリアエンジン」）を搭載しているのです。**

最近はガソリンと電気を動力源としたハイブリッドカーが人気です。ハイブリッドとは、異なる2種類を1つに組み合わせたものを指します。ハイブリッドカーは、2つの異なる動力源を科学の力で使いこなし、「低燃費」で「環境にやさしい」というすばらしいメリットを実現しました。

人間の体も、2つの異なるエンジンを搭載した、まさに「ハイブリッド体」です。それもハイブリッドカーよりはるかに優れた、精巧な体内エンジンです。そんなすばらしい体内エンジンを、人体は、人類が誕生したおよそ700万年もの昔から備えてきたのです。

その恩恵を最大限に受けているのは、まぎれもなく現代人でしょう。私たちは、ハイブリッドの体内エンジンのおかげで、過去に例がないほどの長寿を手に入れることができています。

ところが、近年になってそれを手放しで喜べなくなっていることがわかってきました。加齢とともに生じる支障の多くは、2つの体内エンジンの利用法を間違ったために引き起こされていたのです。その最大かつ深刻な病気が、がんなのです。

Point!　体内エンジンの使い方を意識する

40代までが大事な「子づくりエンジン」

人の体内エンジンは、どこにあるのでしょうか。

人の体は、およそ37兆個の細胞から形成されています。1つひとつの細胞はとても微細で、目では確認できません。その小さな細胞の中に、2つの体内エンジンが搭載されています。

人体に搭載された体内エンジンの2つとは、「解糖エンジン」と「ミトコンドリアエンジン」です。まずは解糖エンジンについてお話ししましょう。

解糖エンジンは、細胞の中の「細胞質」にあります。細胞質は、細胞膜で囲まれた部分のうち、細胞核以外の領域を指します。

たとえば、車を動かすにはガソリンが燃料となります。それと同じく、解糖エンジンの燃料は、ＡＴＰ（アデノシン三リン酸）という物質です。ＡＴＰは、炭水化物に豊富なブドウ糖からつくられていて、1つのブドウ糖から2つのＡＴＰを生成できます。解糖エンジンの特徴は、急にエネルギーが必要になったときに、血液中のブドウ糖を細胞内に取り込んで瞬時にＡＴＰをつくりだせることです。瞬発力のある体内エンジンなのです。

幼少期から生殖期にある体内では、解糖エンジンがメインとなって働きます。若い人の体では、機敏な動きや激しい運動に応じて、そのつど、瞬時につくりだせるエネルギーが必要だからです。また、精子や骨格筋（白筋）、上皮細胞、骨髄細胞など分裂の盛んな細胞も、このエンジンからエネルギーをもらっています。細胞質は細胞分裂の起こる場所でもあります。

この解糖エンジンを、私は「子づくりエンジン」とも呼んでいます。生殖期にある人は、解糖エンジンをよく動かすとよいからです。

とくに、男性力を高めるためには、解糖エンジンをよく動かすことです。**解糖エンジンは「高糖質」「低酸素」「低体温」という環境で活性化します。**精子の数を増やすには、水をかけるなどして睾丸《こうがん》を冷やす「金冷法」がよく効きます。睾丸の解糖エンジンを活性化することで、精子の増殖力が高まるのです。

Point!　男性力を高めるには睾丸を冷やすとよい

50歳を過ぎたら大事な「長生きエンジン」

最近、糖質制限ダイエットが人気です。糖質を制限すると劇的にやせるのは、エネルギーの原料が外から入ってこなくなるため、体内に蓄えた脂肪を肝臓が分解して、ATPの燃料となるケトン体をつくりだすからです。つまり、糖質を制限すると、体内に蓄えられた脂肪が燃焼するので、体重が減るのです。

ただし、若い人が糖質を過剰に制限するのは危険です。解糖エンジンが停滞して全体のエネルギー量が減り、活力を保てなくなるからです。体調を崩す原因にもなります。また、子どもは健康のために薄着が推奨されます。解糖エンジンが活発に働く子ども時代は、薄着のほうが健康になれます。子どものときには解糖エンジンをよく動かすとエネルギー効率が高まり、丈夫な体になれるのです。

ところが、50歳前後に、私たちはメインとなる体内エンジンを切り替える必要が出てきます。**50代以降にメインで働かせたいのは「ミトコンドリアエンジン」です。**

私はこれを「長生きエンジン」と呼んでいます。ミトコンドリアエンジンを上手に稼働させることが、がんを防いで健康長寿を達成する事項となるためです。

ミトコンドリアとは、細胞内にある小さな器官の1つです。1つの細胞内には、数個から数千個というミトコンドリアが存在しています。ミトコンドリアの最大の特徴は、**酸素を利用してエネルギーを生む「電子伝達系」と呼ばれる高機能モーターを備えていること**です。とても効率のよいエネルギー生成系で、酸素を燃焼させると1つのブドウ糖から36ものＡＴＰをつくることができます。ＡＴＰの生成能力は、解糖エンジンのなんと18倍です。

ミトコンドリアエンジンは、ブドウ糖がほんのわずかさえあれば、酸素を使ってそれを燃焼させ、エネルギーを長時間継続して生成できるのです。

更年期を迎えると、新陳代謝やホルモンの生成力など、体内の環境はそれ以前とまるで違ってきます。瞬発力はさほどいらなくなるかわりに、身体機能を安定して動かしつづける持続可能なエネルギーが必要となります。そうした体の欲求に、ミトコンドリアエンジンは見事に応えてくれるのです。

Point!

50歳前後になったらメインの体内エンジンを切り替える

人類が2つの体内エンジンをもった理由

がんを防ぐためには、50歳を過ぎたら、ミトコンドリアエンジンを上手に働かせることが大事だとお話ししました。その上手な稼働法を探るために、なぜ、人の細胞は2つの体内エンジンをもつようになったのか、ご説明しましょう。

話は太古の地球にさかのぼります。およそ38億年前という途方もない昔のことです。地球は宇宙からの強力な放射線にさらされていましたが、大気が表れてオゾン層が形成されはじめると、放射線はやや弱められ、深海に生物が誕生しました。

地球上の最初の生物は、核をもたない「原核細胞」です。他者に生命を脅《おびや》かされないかぎり、分裂をくりかえしながら永久に生きつづけられる生物です。この生物を「古細菌」といいますが、この細菌こそ、人類を含めたあらゆる生物の祖先であり、糖を使ってエネルギーを生成する解糖エンジンを備えていました。

やがて地球に磁場が形成されると、放射線の侵入を大幅に防げるようになり、生物は浅い海に移動していきました。約27億年前です。それから約7億年後にオゾン層が完成し、生物はようやく海から陸上に進出します。このころ、植物の祖先となる「シアノバクテリア」という細菌が誕生しました。光合成を行い、酸素をつくりだす細菌です。シアノバクテリアによって、地上には酸素が蓄積していきました。

ところが、酸素のない世界で生き抜いてきた生物たちにとって、酸素は猛毒でしかありません。体が酸化してしまうからです。生物は、生き抜くために酸素を利用する必要に迫られました。このときに現れたのが、α-プロテオバクテリアという好気性の細菌です。古細菌の一部は、みずからの生き残りをかけてα-プロテオバクテリアを取り込み、酸素を利用できる体へと進化しました。これが、私たちの細胞内に存在するミトコンドリアとなるのです。

こうした進化史を読み解くと、人の体内エンジンの扱い方が見えてきます。解糖エンジンは、古細菌が深海にいたころのように「高糖質」「低酸素」「低体温」でよく働きます。一方、地上が酸素に満たされるようになって誕生したミトコンドリアエンジンは「低糖質」「高酸素」「高体温」という環境下で活性化するのです。

Point!

「低糖質」「高酸素」「高体温」の体内環境をつくる

更年期は「長生きエンジン」への更新期

生物は、細胞内にミトコンドリアをもったことで、爆発的な進化と分化を遂げました。α-プロテオバクテリアを取り込んだ古細菌には核ができ、核のない原核細胞から核をもつ「真核細胞」へと進化します。真核細胞の発生は、やがて人類につながる多細胞生物を誕生させ、さまざまな生物が棲む多様な世界を築きました。

人類は、およそ37兆個の細胞をもつ多細胞生物です。赤血球以外のすべての細胞にミトコンドリアが存在しています。1つのミトコンドリアは目に見えないほど小さなものですが、総量にすると体重の約10パーセントにもなります。体重60キログラムの人の体には、なんと6キログラムものミトコンドリアが存在しているのです。

私たちの体は、生殖期を終えると、ホルモンの分泌や新陳代謝などが若いころとはまったく違ってきます。その分岐時期を、一般に「更年期」と呼んでいますが、私は、**体内エンジンのメインを解糖エンジンからミトコンドリアエンジンに切り替**

えるための「更新期」ととらえています。

更年期は、英語で「climacteric disorders」と書きます。語源はギリシャ語の「klimakter」で、「はしご」という意味です。生殖期から長寿期へと、はしごを登る時期を迎えたということなのです。

ところが、更年期というと、生殖能力とともに性的魅力を失い、人生の斜陽を迎えるようで寂しいと嘆く人がいます。しかし、そういう人は、**人間は更年期があるからこそ長生きできる**ことを知らないのでしょう。人間以外の動物には更年期がありません。更年期をもたない動物は、生殖能力を失うとともに死を迎えます。

人間にもっとも近い動物とされるチンパンジーも、動物実験で使われるネズミ類も、みんな生きていられるのは生殖能力がある時期までです。

一方、人間は生殖能力を失ったのちも、倍以上の歳月を生きられます。ただし、すべての人がそうではありません。「がん・急性心筋梗塞・脳卒中・糖尿病」の4大疾病などで命を縮めてしまう人が大勢います。こうした加齢にともなう病気の発症には、更年期に体内エンジンを上手に更新できなかったことが強く関与しています。

Point!

更年期を迎えられたことを素直に喜ぶ

ミトコンドリアががん細胞に死を与える

50歳を過ぎたらミトコンドリアの使い方をとくに意識することです。この扱いを間違えると、がんを発症させることになります。しかし、上手に使えば、日々発生するがん細胞を自死に追い込めるようになります。

ミトコンドリアは、呼吸によって取り込んだ酸素のうち、90パーセント以上を使ってエネルギー源となるATPをつくります。ところが、その酸素の約2パーセントが活性酸素に変わってしまいます。活性酸素は、がん細胞を発生させ、成長させるもっとも危険なイニシエーターであることは前にお話ししました。ハイブリッドカーも動かせば排気ガスが出ます。それと同じように、体内でも酸素を使ってブドウ糖を燃焼させると活性酸素が発生してしまうのです。

ただし、この場合の活性酸素は、意味もなく発生しているのではありません。人間の体細胞は、寿命がくると自死のプログラムが働きます。これを「アポトーシス」

といいます。アポトーシスが稼働することによって、古い細胞が新しい細胞へと入れ替わる新陳代謝がスムーズに行われます。その老化した細胞にアポトーシスを起こすのは、ミトコンドリアが発生させる活性酸素なのです。

正常な細胞にとって、活性酸素は毒となります。しかし、老化した細胞を自死させるのには活性酸素が必要です。ミトコンドリアが活性酸素を発生させて、その細胞にアポトーシスを起こすおかげで新陳代謝が行われ、身体機能は守られるのです。

しかも、ミトコンドリアはがん細胞にもアポトーシスを起こす力をもっています。

がん細胞は先祖返りをした細胞ともいわれます。私たちの祖先となる古細菌は、無酸素と低温の環境で解糖エンジンを働かせてエネルギーを生成し、分裂によって永遠に生きつづけました。がん細胞も同じ性質をもちます。低酸素と低体温に加えて、糖質がたっぷり入ってくる体内環境にあると分裂を活性化させます。解糖エンジンを働かせて盛んに血管を伸ばし、永遠に成長を続けるのです。

がんを防ぐには、がん細胞にアポトーシスを起こさなければいけません。そのがん細胞に死を与えるのは、ミトコンドリアの発生する活性酸素なのです。

Point!

活性酸素は悪さばかりしているのではない

がん細胞をつくりだす「ワールブルク効果」

活性酸素は正常細胞の遺伝子を傷つけ、がん細胞を発生させる最悪の因子です。ところが、まったくなくなっても、がんを防ぐことはできません。そもそも、私たちの体がミトコンドリアエンジンを使ってエネルギーを生成している以上、活性酸素の発生は止めることができないのです。

がんを防ぐ重要なポイントは、活性酸素の発生と消去のバランスを保つことです。

ミトコンドリアこそが、それを実現させるカギを握っているのです。

ミトコンドリアの働きが何らかの原因によって抑えられると、がん細胞はとたんに成長のスピードを上げることがわかっています。また、がん細胞は酸素が十分になく、ミトコンドリアが満足に働けない状態にあるとき、解糖系を使って盛んにエネルギーを生成するようになります。これを発見したのはドイツの生化学者でノーベル生理学・医学賞受賞者であるオットー・ワールブルク医師です。このようながん細胞に有利な状況は、「ワールブルク効果」と呼ばれています。

現在、ワールブルク効果は、がん治療の重要なテーマの1つとなっています。ワールブルク効果は、解糖エンジンが活発に動き、ミトコンドリアエンジンが抑えられている状態で生じます。よって、がんを抑制するためには、体内をこれと正反対の状態に整えればよいことになります。

ミトコンドリアエンジンを活性化させるには、意識して「低糖質」「高酸素」「高体温」の状態をつくることです。この3つの条件が整ったとき、ミトコンドリアはがん細胞にアポトーシスをうながす力を十分に発揮します。同時に、解糖エンジンの無用な稼働を抑えることができ、がんの成長を抑制できるのです。

そのために第一に必要なのは、**50歳を過ぎたら高糖質の食事を避けること**です。とくに避けたいのは、白く精製された炭水化物です。具体的には、白米、白い小麦粉でつくったうどんやラーメンなどの麺類、パン、砂糖などです。こうした白い炭水化物は、食物繊維をそぎ落としているため腸での吸収がとても速く、解糖エンジンを一気にフル稼働させてしまうのです。

Point!

50歳を過ぎたら白米、麺類、パンは食べない

糖質に偏った食事が現代人のがんを増やす

50歳を過ぎたら、「糖質を含むいっさいの食べ物をやめなさい」というのではありません。ミトコンドリアエンジンが発動する際、解糖エンジンの助けをほんの少し必要とするからです。瞬発力のある解糖エンジンがまず動き、それを引き金としてミトコンドリアエンジンが動きだし、酸素を使って膨大なエネルギーを持続的に生成します。ですから、メインエンジンをミトコンドリア系に切り替えたのちも、糖質を完全にやめなくても大丈夫です。

問題なのは、**現代の日本人は糖質の摂取量が多すぎる**ことです。原始的なエンジンである解糖系をフル稼働させてしまうと、高性能エンジンであるミトコンドリア系は働きを邪魔され、動きを乱します。こうなると、ミトコンドリアは必要以上の活性酸素をつくりだし、周辺の正常細胞を次々に傷つけていくことになります。

日本人の糖質過多は、食事の平均的な成分比率を見るとよくわかります。**糖質が**

約68パーセント、たんぱく質が約16パーセント、脂質が約11パーセント、ミネラルが約5パーセントとなっています。これに対して人体のおもな成分比率は、たんぱく質が約46パーセント、脂質が約43パーセント、ミネラルが約11パーセント、糖質はわずか1パーセントです。人体の組成に対して、摂取している栄養素の比率がまったく適合していません。こんなこと、おかしいと思いませんか。

私たちの食生活が劇的に変わったのは、この20〜30年でしょう。ご自身をふりかえってみてください。丼もの、ラーメン、うどん、そうめん、パスタ、パンなどだけで食事を成り立たせていませんか。食べるのをやめたほうがよいのは、食物繊維をそぎ落とした白い炭水化物です。腸での吸収がすみやかで、血液中にブドウ糖が一気に流れ出すからです。こうなると解糖エンジンがフル稼働し、ミトコンドリアエンジンは自分の役割を見失い、活性酸素を大量に生成してしまうのです。

反対に、玄米や五穀米、十割そばなど、全粒穀物の主食ならば、食べすぎない程度にとるのはよいと思います。食物繊維が豊富で、腸からの吸収が穏やかですし、腸内細菌のよいエサになるからです。私も昼食に小さな茶碗に半杯は食べています。

Point!

玄米や五穀米などの全粒穀物を主食とする

玄米があれば「1日30品目」も必要ない

解糖エンジンからミトコンドリアエンジンへの切り替えは、50歳になって突然始めるよりも、できることならば30代、40代という中年期に入ったころからだんだんと準備していくのが理想です。方法は簡単です。「低糖質」「高酸素」「高体温」というミトコンドリアエンジンが稼働しやすい体内環境をつくっていけばよいのです。

その手始めに行いたいのが、**主食を代える**ことです。白い主食はやめて、玄米や五穀米などの全粒穀物に代えましょう。なかには玄米は苦手という人もいます。その場合には、**夕食から主食を抜き、白い主食や砂糖を口にする回数をだんだんと減らしていく**とよいと思います。主食を抜くと満足感を得られないという人は、第1章で紹介した「食前キャベツ」を始めることです。食事の前にキャベツを1皿よく噛《か》んで食べることで、満腹感を得やすくなります。

なお、玄米は米を丸ごと食べることになるので、できるならば無農薬米を選びましょう。スーパーマーケットなどでは探すのが難しいかもしれませんが、インターネットで検索するとすぐに見つかります。価格は少々高いですが、玄米は食べごたえがあるうえ、腹もちがよいので消費量が少なくなります。しかも、玄米を食べている人はそうでない人よりも長寿だというデータもあります。無農薬玄米を食べることは、将来の医療費を削減するための投資ともなるでしょう。

玄米にはビタミンやミネラル、たんぱく質、良質の脂質、食物繊維など、健康増進に不可欠な栄養素がバランスよく豊富に含まれています。厚生労働省は「1日30品目を目標に食べましょう」と無茶なことを推奨していますが、これは栄養の少ない白米を食べた場合の話です。玄米を主食にすれば、1日に必要なビタミンやミネラルの多くを摂取できるので、30品目もとりそろえる必要がなくなります。

玄米は炊く前に浸水時間をたっぷりとるようにしましょう。短くても夏8時間、冬12時間は浸水させてください。また、天然塩ひとつまみか梅干し1個を加えることも大事です。そうすることで、玄米の健康効果をより高められるうえ、モチモチでおいしい炊き上がりも堪能できるでしょう。

Point!

玄米は夏8時間、冬12時間、しっかり浸水

腸ほど老化しやすい臓器はない

細胞内にあるミトコンドリアの数は、組織によって異なります。持続的なエネルギーをより必要とする細胞ほど、数は多くなります。このことは、酸素の要求度が高い、すなわち血流量の多さに表れます。

人体の中で血流がもっとも多い臓器は腸です。全体の30パーセントも占めています。第2位が腎臓で20パーセント、第3位が脳と骨格筋でそれぞれ15パーセントです。腸は突出してエネルギーの要求度が高く、そのためにミトコンドリアの数が多いのです。これは**腸が疲れやすい臓器であることを示しています。**

「老化の指標」として注目されるたんぱく質に、「p16」という物質があります。このp16には、細胞分裂を止める作用があります。細胞は老化すると分裂をやめますが、その際にp16が発生します。つまり、このたんぱく質が増えてきた組織は、それだけ老化が進んでいることを示します。

p16がもっとも早く出現する臓器は、腸と腎臓です。とくに腸は、私たちが眠っている夜間に活動量をもっとも高めます。眠ることなく働きつづける臓器であり、過労から老化しやすいのです。

ただ、この老化物質のおかげで、がんが抑制されるのも事実です。がん細胞は歯止めなく分裂を続ける特徴をもちますが、p16があると細胞を増やすことができません。p16は老化の指標であるとともに、がんを抑制する因子でもあるのです。

そうとはいえ、腸を老化させたままにしては、人は健康を保てません。腸は人体最大の免疫器官であるとともに、膨大な数を有するミトコンドリアエンジンの中心地だからです。腸を若返らせるには、腸の栄養源を意識して食べることが重要です。

小腸の栄養源は、主としてグルタミン酸というアミノ酸です。グルタミン酸はうま味成分の1つであり、**昆布やチーズ、緑茶、シイタケ、トマト、魚介類に豊富**です。大腸の栄養源は、水溶性の食物繊維から腸内細菌がつくりだす短鎖脂肪酸です。短鎖脂肪酸をたくさん生成するためには、腸内環境を整えるとともに、ワカメや昆布など水溶性の食物繊維をたっぷり含む食品を食べることです。

Point!

海藻と緑茶、シイタケ、トマトで腸を若返らせる

ミトコンドリアは自力で増やせる

細胞の老化が進めば、ミトコンドリアの老化も進みます。機能を落としたミトコンドリアは働きを誤ることが多く、活性酸素の発生量を増やしやすくなります。細胞の老化を防ぐには、新しいミトコンドリアを自分の力でつくることです。

そのためにも、私たちのDNAに組み込まれた遺伝子「サーチュイン」を目覚めさせていきましょう。サーチュインは活性化させると寿命が延びるので、「長寿遺伝子」とも呼ばれています。この長寿遺伝子は、ミトコンドリアを新しく生み出すための遺伝子を活発化してくれるのです。

ところが、長寿遺伝子は、ふだんは細胞の中で眠っています。これを叩き起こすには、カロリー制限が有効といわれ、プチ断食やファスティング（断食療法）などが推奨されます。しかし、私はいずれの方法もおすすめしません。

カロリー制限をすると、必要な栄養素を得にくくなるばかりか、カロリーオフを謳うダイエット食品を口にしやすくなります。そうした加工食品には、腸に悪い合成甘味料や食品添加物がたっぷり入っています。

また、食事の回数を減らすと、ストレスを感じやすくなります。しかも、自律神経やNK細胞の日内リズムも乱れるようになり、そうなると免疫システムを正常に保てなくなって、がんを発症しやすくなります。

体内に組み込まれたあらゆる日内リズムは、**毎日同じ時刻に食事をすること**で整えられます。1日3回、できるだけ時刻をずらさずに食事をすることが、がん予防には重要なのです。

長寿遺伝子を上手に目覚めさせるためには、1回の食事を腹八分目にすることが最良です。腹八分目で箸を置けば、次の食事の前までに胃が空っぽになり、「グ〜ッ」と鳴ります。そのとき、あなたの細胞では長寿遺伝子が目覚めているのです。

新しいミトコンドリアは、効率よくATPを生成しながら、活性酸素を無駄に発生させない高機能ミトコンドリアです。これを増やすことは、がん予防にも、若々しさを保ちながら長生きするためにも重要なことなのです。

Point!

新しいミトコンドリアを増やす秘訣は「腹八分目」

「ちょいキツ運動」の意味するところ

長寿遺伝子を上手に目覚めさせるには、適度な運動が大事です。太っている人の体内では長寿遺伝子が働かないからです。やせすぎても健康を保てませんが、肥満も健康寿命を延ばすことはできません。**20歳のころに健康だった人は、そのときの体重が遺伝的に適切といわれます。**適正体重を維持できていれば、高機能ミトコンドリアをつくりだしやすい体となります。

ただし、運動も方法を間違えてしまうと、活性酸素を大量発生させる悪習慣となります。50歳を過ぎた人に必要なのは「ちょっとキツめの運動」です。私はこれを「ちょいキツ運動」といっています。運動の内容は、「好き」「楽しい」と思えることならば何でもよいでしょう。ポジティブな気持ちでできることを実践してください。

大事なのは運動の強度です。ちょいキツ運動は安静時より心拍数が1・5倍ほど増えるくらいの運動です。**「平静時より鼓動が少し速まる」という程度です。**

最近は、ジョギングをする人の姿をよく見かけますが、50歳を過ぎたらフルマラソンなどにチャレンジしないことです。「ゼイゼイ」「ハァハァ」と呼吸の荒い時間が長く続いたり、翌日に疲労感を残したりする強度の高い運動は、ミトコンドリアにかける負担が大きく、活性酸素が大量に発生するからです。私の弟も長いあいだ朝のジョギングを習慣としていましたが、早世してしまいました。

広島大学の東幸仁教授らは、20代の男性に固定式自転車を1回30分間、強い負荷で週5~7回こいでもらいました。12週間後に検査をしたところ、活性酸素によって壊されたDNAの断片などが体内にたくさん見つかりました。**スポーツクラブなどで死にそうな顔で体を鍛えている人がいますが、50歳を過ぎたら本当に命を縮めかねないので、「つらい」「苦しい」と感じるほどの運動はやめておくことです。**

なお、ちょいキツ運動はがん予防にも最適です。東京ガス健康開発センターが発表したデータでは、社員9000人を16年間追跡した結果、毎日1時間の歩行に加えて週末にまとまった運動をしている人は、ほとんど歩いていない人にくらべて、がんの死亡率が半分以下だったということです。

Point!

好きな運動を「ちょっとキツイな」と感じる程度に楽しむ

1回1分程度の運動でもよい

「運動は少なくとも1時間続けなければ、体脂肪がエネルギーとして使われない」とよくいわれます。しかし、1時間も運動しなければいけないと思うと、なんだか億劫《おっくう》に感じてしまいます。

近年の研究によって、運動療法による肥満者の減量効果は、1日1回60分で行う運動と、1回10分くらいの運動を数回に分けて合計60分で行う運動とのあいだで、ほとんど差のないことが実証されています。

体重を落とすことを目的に運動するならば、まずは1日10分程度の運動を2回程度行い、加えて家事や仕事の際にこまめに体を動かすだけでも十分です。

子どもと遊んだり、自転車に乗ったり、庭仕事をしたりすることでも、中程度の運動強度があります。階段の上り下りには、水泳やエアロビクスと同等の運動強度が期待できます。駅の階段はぜひ自分の足で上り下りしましょう。

ミトコンドリアを増やす目的で行う運動ならば、時間はもっと少なくても大丈夫です。1回1分、「ちょっとキツイな」と感じる程度の運動でもよいといわれます。**たとえば、外出するたびに1分間早歩きをしたら、ゆっくり歩き、また1分間早歩きをするということをくりかえし行うだけでも、ミトコンドリアを増やせます。**

具体的なトレーニングを気軽に実践したいという人には、四股《しこ》踏みをおすすめします。四股踏みは、ご存じのとおり、お相撲さんが行っている代表的なトレーニング方法です。下半身の筋肉を鍛える、股関節の柔軟性を高める、骨盤のゆがみを矯正するなどの効果があります。体のバランス感覚も鍛えられます。自宅で何の道具も使わずできるのもよいところでしょう。

四股踏みによって下半身の筋肉を鍛えていくと、行動がアクティブになります。「動くのが億劫」という気持ちが消え、歩くのも楽になります。

しかも将来、寝たきりになるのを防ぐ効果もあります。

老化は下半身から始まります。元気に歩けるうちから、下半身は積極的に鍛えておきましょう。

何より四股踏みは、がん予防にも効果的だと私は考えています。二本足で立つ人間は、下半身に血液やリンパ液がたまりやすいものです。血液やリンパ液は、免疫細胞や酸素、栄養素、老廃物などを運んでくれていますから、がんを遠ざけるにはこれらの流れをよくし、滞《とどこお》らせないことが大事です。

下半身には大きな筋肉が集中しています。それらの筋肉には、下半身に滞りがちな血液やリンパ液を上半身に押し出すポンプの役割があります。つまり、下半身をほどよく動かし、筋肉を強化すれば、血液やリンパの流れがスムーズになり、がんの予防と改善に必要な物質を全身に行き渡らせることができるのです。

具体的な四股踏みの方法は以下のとおりです。

①両足を肩幅より広めに開き、つま先を外側に向ける。
②上半身をまっすぐ伸ばして胸を開くようにし、体の力を抜く。
③へその下（丹田＝次項参照）に力を集中させ、骨盤をまっすぐに立てた状態でゆっくりと腰を落とす。
④膝が約90度の角度になるまで腰を落とし、両手を膝に軽く載せる。
⑤上半身をまっすぐに伸ばした姿勢のまま、重心を右側に載せる。
⑥右足をまっすぐに伸ばしながら、左足をできるところまで上げる。
⑦左足を下ろしながら、④の体勢にもどる。

⑧反対側も同様に行う。 1回1分、 1日に2～3回すれば十分。

文字だけではイメージしにくいという人は、ぜひ相撲中継を見てください。すばらしい四股を見られるでしょう。

ただ、**決して無理をせず、できる範囲で行うこと**です。四股踏みは片足で自分の体重を支えなければならないため、上半身が前に傾いたり、上げた膝がまっすぐに伸びなかったりなど、バランスをとるのが難しい部分もあります。

そこで、お相撲さんの四股踏みは難易度が高いという人には、メジャーリーグのイチロー選手が行っている「イチロー式四股踏み」をおすすめします。やり方は、前述の①～④の動作を行うだけです。

ポイントは、**最後の④のポーズを数秒から数十秒、できる範囲でよいのでキープすること**です。また、呼吸は止めずに、ゆっくりと行いましょう。イチロー選手は、ウォーミングアップやストレッチの際に、この四股踏みをしています。こうした下半身の地道な鍛錬が、彼の大活躍を支えているのでしょう。

Point!

「イチロー式四股踏み」で下半身を強化

体に酸素をたっぷり送り込む

がん細胞が嫌いなものの1つに酸素があります。**体内環境が低酸素の状態にあるとき、がん細胞は活性化し、高酸素の状態が保たれると、がん細胞の動きは停滞します。**つまり、日々発生するがん細胞を勢いづけないためには、呼吸を意識し、新鮮な空気を体にたっぷりと入れてあげるとよいのです。

そのための方法として実践していただきたいのが「丹田呼吸法」です。これは座禅の呼吸法に基づくものですが、がん対策で行うのですから、特別な知識はいりません。丹田の場所だけ覚えれば十分です。

丹田は、おへそと恥骨の中間あたりにあります。小腸がたくさん折り重なっている部分でもあり、女性ならば子宮の上部あたりです。丹田呼吸法では、ここに意識を向けながら深呼吸を行います。方法は次のとおりです。

①丹田に両手を当て、そこに意識を向けながら、口からゆっくりと息を吐く。丹田の位置がへこむくらい、息を吐ききる。

②丹田にある空気がなくなったと感じてから、鼻から息をゆっくりと吸う。丹田を中心として全身に酸素を行き渡らせることを意識しながら、空気を吸い込む。

③①～②を数回くりかえす。

たったこれだけです。私も1日3回、丹田呼吸法を行っています。1回は起床後、朝陽を浴びながら外で実践します。2回目は、入浴中、お風呂にゆったりと浸かりながら行います。3回目は、就寝前に布団の上で座ったり寝っ転がったりしながらやります。

丹田呼吸法は、時と場所を選ばず、思いついたら何度でも行えるのがよいところです。通勤や仕事の合間に行えばリラックス効果を得られます。私の知人は不眠症に悩まされていましたが、睡眠前に実践するようにしたところ、朝まで熟睡できるようになったと喜んでいました。

Point!

1日3回、丹田呼吸法をする

体温が39度以上になるとがん細胞は死滅する

冷え性を改善し、体温を高く保つことも、がんの予防と改善に重要です。体温が上がると、がん細胞は成長できなくなります。また、解糖エンジンの稼働力が抑えられる一方、ミトコンドリアエンジンの活性が高まります。腸の働きも活発になります。そして何より、免疫機能が向上します。体温を1度上げるだけで、免疫力は30パーセントも高まるといわれています。

免疫細胞は、体温の高い状態で活動力を上げます。風邪を引くと高熱が出るのは、免疫細胞の活動力を上げて体内に侵入したウイルスを退治するためです。同じように、がん細胞を退治するには、体温を上げて免疫力を高めることが大切です。

ここで質問です。あなたの平均体温は何度でしょうか。

36度以下の人はがんになりやすいといわれます。免疫力が低い状態が日常的に続いているからです。手足が冷たい人、寒がりの人も注意が必要です。こうした冷え性の人は、がんを発症しやすいことを自覚しなければなりません。

一方、平熱が36・5度以上ある人は、体温という観点から見れば、がんになりにくい体質をもっているといえます。免疫力が高い状態をつくれているからです。

なお、がん細胞は、体温が35度という低いときにもっとも増殖します。反対に、39度以上になると死滅する性質をもっています。

このような免疫とがん細胞の性質を利用して、がんを遠ざけていきましょう。そこで実践したいのが入浴療法です。1日1回は38度くらいのぬるめのお湯にゆっくり浸かり、体の深部から体温を上げていきましょう。**お湯が熱すぎると、体の深部を温める間もなくのぼせてしまうので効果を得られません。ぬるめのお湯に浸かり、顔から汗がジワジワと出るまで、じっくりと体を温めてあげましょう。**

あるがん患者さんは、末期がんで治療の方法がないと医師に宣告されました。「自分でなんとかしよう」と考えた彼女は、前述のような入浴法を1日3回と、腸によい食事をあきらめることなくコツコツと続けました。すると、数年後にがんが消えたそうです。

Point!

1日1回はぬるめのお湯に浸かり、体温をじっくりと上げる

乳がん・前立腺がんは「食の欧米化」が問題なのか

女性の乳がん、男性の前立腺がんがとても多くなっています。原因の1つに、必ず「食の欧米化」があげられます。それははたして真実でしょうか。

私は、体の冷えのほうがはるかに問題だと考えています。**体の末端は、体の中心部よりも血液が行き渡りにくくなります。**女性の乳房は冷たくなりやすいし、男性の睾丸の周囲も冷えやすいものです。「冷たい」は、血流が滞っている表れです。

乳がんや前立腺がんは、内臓にできるがんよりも発見しやすく、予後も比較的よいとされています。体の深部の冷えは自覚しにくいものです。しかし、手先や乳房など体の表面の冷えは、さわればわかります。**冷えは、がんが発症しやすい状態にあることを知らせる、体からのSOSです。**このSOSを察知したら、そのつど体を少し動かす、入浴する、カイロや湯たんぽをあてるなどの対策を講じましょう。

では、「食の欧米化」はがんを起こすのでしょうか。たしかに、高脂肪・高カロリー食は悪玉菌を異常増殖させます。悪玉菌が腸内で優勢になってくると腐敗ガスを発するようになり、それが体内にまわるとがん細胞をつくりだします。しかし「食の欧米化」というひと言で問題を片づけてしまう人たちは、がんにまつわる現状を把握していないように感じられます。ジャンクフードの国と日本人が考えているアメリカではいま、がんで亡くなる人の数が減っています。がんの標準治療に日本とアメリカで大きな違いはありませんが、野菜の摂取量はまったく異なっています。

アメリカでは1991年から健康増進運動がスタートしています。この運動は「5ADAY（ファイブ・ア・デイ）」と呼ばれ、アメリカ国立がん研究所などの公的機関の協力のもと、国をあげて行われています。「毎日5〜9サービング以上の野菜と果物（サービングとは1食分として食べる量という意味で、1サービングは生野菜で1カップ、リンゴやバナナ、オレンジならば中1個）を食べれば、がん、心臓病、高血圧、糖尿病などの生活習慣病のリスクを軽減できる」という科学的根拠のもとに展開されてきました。ちなみに日本では、5皿分（350グラム）以上の野菜と200グラムの果物を食べるのが目標とされています。

この運動の効果は、5年後に表れました。アメリカ人の1人当たりの野菜摂取量は、1995年を境に日本人を上まわりました。この時期になんと、がん死亡率も日米は逆転したのです。和食は世界随一の「ヘルシー食」として知られています。しかし現在では、アメリカ人のほうががん予防に留意した食事をしています。

また、がん予防には肉を控えることが大事という人がいます。これも間違いです。「肉を食べてはいけない」という人たちは、コレステロールを問題とします。しかし、**がんを遠ざけたいならば、コレステロールこそ必要**です。細胞膜の原料となるからです。コレステロールが不足しては頑丈な細胞膜をつくれず、活性酸素に攻撃されるとたやすくがん細胞に変異してしまう、弱い細胞しか生み出せなくなります。

いま、世界の新常識は「コレステロールは少々高めのほうが長生き」というものです。しかし日本の医者は、コレステロール値が少しでも高いと脂質異常症という病名をつけて薬の服用を求めます。なぜ、日本の医者は、患者にこんなにも薬を飲ませたがるのでしょうか。

あらゆる検査数値の標準値は、製薬会社の御用学会が定めています。病気の基準値をわずかに下げるだけで、患者数は激増します。薬の売り上げが伸びるのです。そんな現実に、私たちはもっと問題意識をもつべきでしょう。

コレステロールは50歳を過ぎると、少々高くなるのは当たり前のことです。コレステロールは性ホルモンの原料にもなるのですが、50歳を過ぎて生殖機能が衰えると、人体は自力で性ホルモンをつくれなくなります。しかし、**人が健康で若々しくありつづけるには性ホルモンが必要です。よって、体は性ホルモンの原料となるコレステロールを求めるようにできている**のです。

コレステロールが問題となるのは、体内に活性酸素が充満しているときです。コレステロールは活性酸素を浴びると酸化し、過酸化脂質という毒性の強い物質に変化します。時間がたった揚げ油からは、独特のイヤな匂いがします。あれも過酸化脂質です。それが体内に発生すると、細胞や血管を傷つけ、がん細胞や動脈硬化症などをつくりだしてしまうのです。

つまり、問題はコレステロールではなく、活性酸素と過酸化脂質です。**活性酸素を消す食生活を心がけていれば、コレステロール値を気にしなくてもよい**のです。

がんを遠ざけたいならば、肉も食べることです。肉には体を温める作用があります。冷え性の改善にもよいのです。ただし、食べる頻度は大事です。腸内環境を荒らさず、健康を増進させるには、週に2回、ステーキを食べる程度が最適です。その際、フィトケミカルたっぷりの野菜を一緒に食べることも忘れないでください。

Point!
週に2回はステーキを食べることもがん予防

活性酸素より怖い「AGE」

最近、活性酸素より害の大きな悪玉物質が存在することがわかってきました。それを「AGE」といいます。日本語に直すと、「終末糖化産物」となります。糖化とは、たんぱく質に糖質が結びつく反応のことです。糖質の過剰摂取によって、きれいな状態にあったたんぱく質が、溶けた砂糖をまぶしたようにベトベトの状態に変質し、ゴミたんぱく質となったのがAGEです。

AGEは、体の外に排出されにくく、体内に長時間とどまって血管や組織にべったりと沈着します。そして周囲の組織を傷つけ、劣化や老化を起こしていきます。このAGEが細胞にたまると、がんが発生することもわかってきました。遺伝情報を伝えるDNAにAGEが蓄積すると、がん発生のきっかけとなります。しかも、がん細胞の表面にはAGEと結合しやすい受容体があります。そこにAGEが結合すると細胞間質にシグナルが伝えられ、がん細胞の転移が起こりやすくなります。

がんを遠ざけ、健康長寿を実現するには、ＡＧＥの発生しやすい食事を避けることです。もっとも大事なのは、大量の糖質を一度に体に入れないこと。つまり、**白い主食や砂糖、お菓子類を控えること**です。体内のたんぱく質に糖質が結びついて、ＡＧＥがつくられやすくなるからです。

フライドポテトなど、**糖質の多い食材を油で揚げる料理もよくありません。**ジャガイモは1個で20グラムほどの糖質を含みます。これを高温の油で揚げると、ＡＧＥのなかでも最凶のアクリルアミドという発がん物質がつくられます。食の安全性を評価する国際的な機関は、「食品を通じてアクリルアミドを長期間にわたってとりつづけると、健康に悪影響を生じる可能性がある」と報告しています。

アクリルアミドは、「揚げる」「焼く」「炒める」など**120度以上の高温加熱によってできやすい**ことがわかっています。加熱時間が長くなり、こんがりとした焼色が濃いものほど含有量は増えます。反対に、「煮る」「蒸す」「茹《ゆ》でる」という水を利用した調理法ではほとんど発生しません。調理法を変えるだけで、発がん物資の摂取量は大きく違ってくるのです。

Point!　フライドポテトなどの揚げ物は食べない

お酒が「百薬の長」になる人、ならない人

「酒は百薬の長」といいます。ただし、これも人によって異なります。百薬の長になるかどうかは、個人の体質によります。

その体質とは、お酒を少し飲めばわかります。お酒の種類は何でもよいのですが、小さなコップ１杯飲んでも顔色が変わらない人は、お酒が百薬の長となります。この体質の人は、お酒を飲んだほうが、飲まないときより免疫力が向上します。がん予防になるのです。ただし、**お酒の効能を得られるのは、ビールならば２本、日本酒ならば２合、ワインや焼酎ならば２杯まで**と覚えておいてください。

一方、コップ１杯飲んだだけで顔が赤くなる人がいます。このタイプは、自分が飲みたいときにだけ楽しい気持ちで飲むことが、お酒を百薬の長にする秘訣です。お酒は訓練すれば、量を飲めるようになります。しかし、つきあい酒は自分の身を守るためにもしないことです。このタイプの人が無理に飲んでいると、10倍以上の

確率で食道がんになるという統計があります。

なお、お酒をまったく受けつけない人もいます。いわゆる下戸《げこ》の人です。このタイプはお酒が毒になりますから、飲んではいけません。宴の場にいるのが楽しいという人は、参加しても会話だけ楽しむようにしましょう。

さて、免疫力を高めるためには、お酒の種類はどうするとよいでしょうか。**第一に避けたいのは、合成甘味料や着色料、香料などを使った加工酒です。**「糖質ゼロ」「カロリーオフ」などの文句には惹かれるでしょう。しかし、購入する際には必ず成分表示を見てください。人工的な操作を行っている加工酒には、味や見た日を整えるために、決まって食品添加物の数々が記載されています。

ほかには、飲みすぎない程度に飲む分には、好きなものを楽しんで飲めばよいと思います。ただし、日本酒やビールなどは糖質が多く含まれます。また、キンキンに冷やしたお酒や氷を入れたお酒は体を冷やします。こうしたものを飲むときには、「がん細胞を増やしやすいお酒を体に入れている」ことを意識し、飲みすぎないこと、フィトケミカルが豊富で温かいつまみを一緒に食べることを心がけましょう。

なお、**私がもっとも健康によいと思うのは赤ワインです。**赤ワインは糖質が少なく、常温で飲むので体を冷やす心配もありません。抗酸化力の高いポリフェノールもたっぷり含まれているので、活性酸素の除去にも働いてくれます。

フランス人は欧米諸国にくらべて喫煙率が高く、肉類をよく食べるのに、動脈硬化や心疾患の罹患率が際立って低いことがわかっています。その現象を「フレンチパラドックス」といいます。

「フランス人は水がわりにワインを飲む」といわれるほど、赤ワインを非常によく飲みます。この現象を解明しようと、世界各国で赤ワインの健康効果が研究されています。金沢大学大学院の山田正仁教授も「赤ワイン約500cc分のポリフェノールが、アルツハイマー病の原因となるたんぱく質を分解する」と、認知症の改善に効果があることを報告しています。

また、焼酎のお湯割りもおすすめです。**焼酎は糖質が少ないうえ、お湯で割ると体を温めることができます。**これに梅干しを1個加えれば、まさに健康酒のできあがりです。ただし、梅干しは、食品添加物をいっさい含まない、昔ながらの製法でつくられたものを選びましょう。

なお、赤ワインもお湯割りも飲みすぎは禁物。**2杯という量は守ること**です。

Point! ビールやサワーよりも赤ワインや焼酎のお湯割りがベスト

第4章
まわりのバイキンと仲よくしていますか？

細菌との共存が免疫力をアップさせる

西洋医学ではがん治療は難しい

昔の話ですが、私はアレルギーを治す新薬を開発したことがあります。意図的に重度のアトピー性皮膚炎を発症させたネズミにこの新薬を注射したところ、一発で治ってしまいました。「アレルギーは治らない病気」というのが世界の常識です。そんなアレルギーを治せたとなれば世界的な大発見となります。自分でいうのもなんですが「ノーベル賞を受賞できるかもしれない」と開発時には小躍りしたものです。

しかし、その新薬もノーベル賞も夢と消えました。私の新薬はアレルギーを治すかわりに、がんになりやすい体質をつくってしまうことがわかったのです。

アレルギーもがんも、免疫力が低下して起こる病気です。人間の免疫には、アレルギーなどに対抗する液性免疫をつくる「Th1（1型ヘルパーT細胞）」と、がんなどに対抗する「Th2（2型ヘルパーT細胞）」という2つの工場があります。

病気にならないためにはTh1とTh2のバランスが重要です。Th1とTh2

は、ちょうどシーソーの関係にあります。私の新薬は、Th1を増強する作用がありました。しかし、薬の力を借りてTh1を不自然に大きくするとバランスが崩れ、Th2が小さくなってしまうのです。

Th2は、がんを叩き殺すための〝司令塔〟として働いています。がん細胞が発生するのをたえず監視し、これを発見するとNK細胞やキラーT細胞、マクロファージなどの免疫細胞の働きを活性化させ、共同して攻撃する働きをもっています。よってTh2が小さくなると、がん細胞を見逃してしまう可能性が高くなります。加齢とともにがんになりやすいのも、Th2が小さくなるからです。

このことが明らかになったとき、私は医者として重大な事実を突きつけられました。西洋医学は、1つの薬で1つの症状に対応することを基本とします。私の新薬はアレルギーを一発で治したのですから、西洋医学の視点に立つと大成功といえます。しかし、この新薬は免疫バランスを失わせ、がんになりやすい体質をつくってしまいました。がんやアレルギーのような免疫バランスにかかわる病気は、西洋医学的なアプローチでは解決できず、無力に等しいことを思い知らされたのです。

Point!

免疫バランスにかかわる病気は、西洋医学の薬は無力に等しい

西洋医学が、新しいがんの芽をつくりだす?

西洋医学では、抗がん剤でがん腫瘍を小さくし、成長を止めようとします。しかし、がん腫瘍を小さくしても、薬の力だけで完全に取り除くことはできません。正常細胞も攻撃してしまうため、深刻な副作用が表れます。抗がん剤によって傷つけられた細胞から新たながん細胞が生まれますし、副作用のストレスが活性酸素を大量に発生させます。しかも、抗がん剤には体温を下げる作用があります。

手術療法では、がん腫瘍をゴッソリ取り除くことを目的とします。しかし、体を切れば体力が奪われます。傷口からは活性酸素が発生します。がん細胞がまわりに浸潤していれば、すべてを取り除くことは不可能です。私の弟のように、初期の膵臓がんといわれていたのに、開腹するとがん細胞が周囲の組織を冒していて、腫瘍を取れずにお腹を閉めたというケースもよくあることです。

放射線治療も、がん細胞を叩き殺す一方で、周辺の正常細胞を傷つけます。放射線のあたった細胞からは活性酸素が発生し、隣り合う細胞を次々に酸化していきます。この現象を「もらい泣き現象」と呼びます。これによって、新たながん細胞が次々に誕生します。

以上は、がんの3大治療の一面を述べたものです。西洋医学によってがんを治そうとすると、たとえいまある腫瘍が取り除けたところで、新たながんの芽を生み出す危険性をともないます。西洋医学では人ではなく、がんを見て治療するからです。だからこそ、副作用からくる患者の苦しみや免疫力の低下はしかたがないこととして、毒性の強い抗がん剤を使ってがんの縮小に専念するのです。

しかし、1つの薬で1つの病気を治そうとする西洋医学では、がんの克服は難しいのが正直なところです。**がんは、風邪など外から病原菌が侵入して起こる病気とは異なり、自分の体内で発生し、長い時間をかけて成長したものです。自分の体の内側から発生した病気とつきあっていくには、免疫力が必要です。**腸によい食事をしたり、適度な運動をしたり、体温を上げたりなど、人間の体を総合的に見て、免疫力をできるかぎり高めていくことがもっとも大事なのです。

Point!

がんという局部ではなく、人体を総合的に見ることが必要

がんを抑える物質は寄生虫がもっていた

私たちがよかれと思ってつくってきた現代社会は、一方で人の免疫力を著しく低下させるよう誘導してきました。免疫力は自分の力だけで高めることはできません。**免疫力を向上させてくれているのは、身のまわりにいる微生物たちです。**こんな大切なことも知らず、日本人の多くは、抗菌・殺菌・除菌のための薬剤を何種類も自宅に備え、せっせと身のまわりの微生物を排除することに熱心になっています。

先にアレルギーを治す新薬を開発したお話をしました。その薬は何からつくったと思いますか。イヌの心臓に棲むフィラリアという寄生虫です。寄生虫というとビックリされるでしょう。しかし、日本人は縄文の昔から寄生虫と共生してきました。戦後まで日本人の7～8割は当たり前のようにもっていたものです。その後の駆除や予防の徹底で、現在の感染率は0・1パーセントに満たないといわれています。

ところが、日本人の海外旅行が盛んになり、2000年ごろから寄生虫の感染者が少しずつ増えてきました。しかし、人を終宿主にする寄生虫の場合は、心配することはありません。ほかの動物に棲む寄生虫が人の体内に入り込むととても危険ですが、もともと人と共生してきた寄生虫は、人間の健康を増進するように働きます。その宿主が元気でいてくれないと、自分たちも生きていられなくなるからです。そのしくみは、とても不思議で巧妙なものです。

私は、寄生虫を腸から追い出したことが、日本人にアレルギーを増やしたという事実を解明し、何年もかけてフィラリアからアレルギー抑制物質を見つけ出しました。しかし、これを取り出して薬にすると、人体ではうまく働かないことは、前にお話ししたとおりです。寄生虫は、人の腸に棲んでいると免疫力を総じて高め、アレルギーを抑制するとともにがんの発症をも防いでくれていたのです。しかし、寄生虫から有効成分のみを取り出して人に投与しても、うまくは働きません。

「あんたをアレルギーやがんから守ってあげる。そのかわりに、ちょっと食べ物をちょうだいね」と、栄養分をほんのすこしとるのが回虫などの寄生虫です。寄生虫は気持ち悪い異物ではなく、人の腸にとっては大事な仲間だったのです。

Point!

身のまわりの微生物を排除する生活は免疫力を低下させる

免疫力の強化には微生物の力が必要

人類の祖先が誕生したのは、およそ700万年前とされます。自然界にはたくさんの恐ろしい病原体が存在していました。人間は、つねに目に見えない病原体からの攻撃を受けながら、今日まで生き抜いてきました。

私たちがいまいるのは、祖先が強靭《きょうじん》な免疫力をもっていてくれたからです。人類700万年の歴史は、感染症との闘いの歴史です。感染症によって多くの人が死んでいくなかで、生き抜いてきた私たちの祖先は、感染症が流行するたびに免疫力を強化してきたのです。

なぜ、身のまわりの微生物を排除してはいけないのか――。それは、私たちの免疫力が、さまざまな微生物が外から侵入してくるたびに強化される性質をもつからです。免疫システムは、多種多様な免疫細胞や組織、そして腸内細菌が連携して1つのチームとして働いています。侵入者がくると、「チーム免疫」は一丸となって動き、敵をやっつけます。

　これはチームスポーツと同じです。どんなに優秀な選手がそろっていても、それぞれが好き勝手なプレーをしていては、チームは強くなれません。試合経験を積むなかで、選手どうしが協力し、闘い方を学び、連携を強めていくことで、強豪チームへと成長していきます。私たちの体内にあるチーム免疫も、身のまわりのチョイ悪菌がちょいちょい入ってくることで、連携力を強化できるのです。

　基本的には、免疫力が高まれば、がんにはなりません。アレルギーにもなりません。風邪も引きにくくなります。そうした体を築くためには、身のまわりの微生物と仲よくするのも大事な方法なのです。

　ところが日本人は、身のまわりの微生物をみんなひっくるめて悪者扱いし、薬剤の力で排除しています。シュッとスプレーするたび、がんにならない免疫力を身につける機会をみずから放棄してしまっているのです。いまの日本でこんなことをいうのは私くらいですから、知らない人がほとんどでしょう。このことを知ったのが吉日、今日から抗菌・殺菌・除菌グッズは手放しましょう。


Point!

抗菌・殺菌・除菌グッズは使わない

風邪くらい、胸を張って引きなさい

みなさんが身のまわりの微生物の排除に熱心になるのは、病気を恐れてのことでしょう。それでは、私たちがなぜ風邪を引くのかわかりますか？　多くの人は、「ウイルスなどの病原体が体内に侵入したから」と答えます。しかし、それは正解ではありません。同じウイルスを吸い込んでも、発症する人もいれば、しない人もいます。違いは、免疫力にあります。免疫力が弱っているから、風邪を引くのです。**風邪の発症は免疫力が弱っていることを知らせる体からのSOS**です。チーム免疫が風邪のウイルスに勝てないほど弱体化していることを伝えてくれています。そんな状態では、日々発生するがん細胞の成長を見すごしかねません。

発熱を恐れ、解熱剤を使うのはよくないことです。免疫細胞は体温が上がるほど活性を高め、ウイルスを倒す力を強化します。それにもかかわらず、薬の力で熱を下げてしまえば、チーム免疫は勢いをそがれ、外敵を倒しきれません。

たしかに発熱すると、体はとてもつらいものです。しかし、体温が39度を超すと、体内のがん細胞は死滅するといわれます。ときには風邪を引いて高熱を出すことも、がんを遠ざけるためには、そう悪いことではないのです。

私たちの身のまわりには、命を奪うほど怖い病原体はそうそういません。インフルエンザもノロウイルスもO-157などの食中毒菌も、免疫力さえしっかりしていれば、それほど毒性の強い病原体ではないのです。それにもかかわらず感染し、ときに命を落とす人がいるのは、**潔癖症だったり、過労や睡眠不足が重なったり、ストレス過多の生活を送っていたり、腸内環境が乱れていたり、高齢だったりなどによって、免疫力が相当に弱くなっている**からです。

本当に怖いのは、自然界の奥地などにいて、私たちが遭遇したことのない病原体を人間世界にもってきたときです。エボラウイルスやSARS（重症急性呼吸器症候群）コロナウイルスの脅威は、記憶に残っていることでしょう。グローバル化が急速に進むなか、本当に恐れるべき病原体がいつ日本に入ってくるのかはわかりません。そのときに命を守れるかどうかは、自分自身の免疫力に託されているのです。

Point!　風邪は免疫力が下がっていることを知らせるSOS

風邪の予防には「うがい、手洗い」をしすぎないこと

「風邪の予防には、うがい、手洗いをしっかり行う」と、だれもが信じています。しかし、これも大きな間違いです。**うがい、手洗いをまめにする人ほど、風邪を引きやすくなります。**身のまわりを清潔にすることは人として大事ですが、うがいや手洗いをやりすぎると、かえってキタナイ状態になりやすいのです。

私たちはたくさんの細菌と共存しています。腸には1000兆個もの腸内細菌がいますし、皮膚には無数の皮膚常在菌がいます。口のなかにも、のどにも、たくさんの細菌が棲みついています。彼らは、私たちの体にただくっついているのではありません。**細菌は、外からやってくる微生物を撃退し、病気になるのを防ぐ番兵の役割を果たしてくれています。**

ところが、うがいや手洗いをやりすぎると、その常在菌をみんな洗い流してしまいます。水洗いならまだしも、石鹸やうがい薬などを使えば、大切な共生菌を一掃

しかねません。体を守る番兵たちがいなくなれば、外からやってくる微生物は増殖し放題です。潔癖症の人は薬剤の力を借りて清潔を保とうとしますが、それはかえってキタナイ状態をつくりだすことになるのです。

そもそも、人間がどんなにがんばったところで、細菌などの微生物を排除することはできません。先進諸国の人びとは地球の王者のようにふるまっていますが、総数からいえば地球の王者は細菌です。世界の人口は今世紀半ばまでに90億人に達すると予測されていますが、細菌の総数は10の30乗という天文学的な数字であり、人間の総重量の約1000倍も重いと推計されています。そう考えると、身のまわりの除菌にお金と労力をかけることが、いかに愚かであるかわかるでしょう。

とくに避けたいのは殺菌効果の高い洗剤類です。薬用石鹼は、直接皮膚につけるという意味で危険です。昔ながらの石鹼であれば、手洗いをしても1割の皮膚常在菌は残せます。1割残っていれば、若い人なら12時間後にはもとの状態にもどります。しかし、**薬用石鹼で手洗いをすると常在菌を根こそぎ殺し、番兵のいない状態を長時間つくりだします。こうなると、かえって病原体が手につきやすくなります。**

Point!

薬用石鹼で手洗いをしない

洗いすぎが子宮がんをつくる？

私たち日本人は、戦後、縄文の昔からともに歩んできた寄生虫との共生を断ち切り、免疫力の弱体化を招きました。それでも私たちの腸には、まだ腸内細菌が棲んでくれています。皮膚には皮膚常在菌がいます。彼らとの共生だけは守らなければいけません。人は自分だけで人なのではありません。「人＋共生菌＝人」です。人とは、自分の力だけでは命を守れない、か弱い存在なのです。

また、女性は「デーデルライン乳酸菌＋女性」が本来の姿です。なぜ、女性は男性のあんなにキタナイものを入れても病気にならないのでしょう。それは、デーデルライン乳酸菌が膣内を酸性に保ってくれているからです。

この菌は膣内のグリコーゲンを食べて乳酸をつくり、弱酸性のバリアを張ってくれています。そのおかげで女性の膣内はいつもきれいです。酸性の場所では、外部からの病原菌は生きていられません。先ほど、皮膚常在菌が私たちの皮膚を守ってくれているという話をしましたが、これも同じ原理です。皮膚常在菌は、皮膚にある脂肪を食べて脂肪酸の膜をつくってくれています。その膜が弱酸性なのです。

ところが、そのことを知らない女性たちは、**清潔を保とうとして、洗浄力の強いボディソープなどで念入りに洗い、デーデルライン乳酸菌を殺してしまっています。**

また、ウォシュレットの使い方にも注意が必要です。女性はビデ機能を使う人が多いでしょう。水圧を強くしすぎると、デーデルライン乳酸菌や弱酸性の膜を洗い流しかねません。**デーデルライン乳酸菌がいなくなると、膣内は中性になります。中性になると、雑菌が一気に増殖します。**

女性の膣内にできるがんに、子宮頸がんがあります。このがんは、ヒトパピローマウイルス（HPV）の感染から起こるため、発症者の増加にともない、HPV感染が非常に問題視されています。ただ、このウイルスも、もともと人の身のまわりにいた、ありふれたチョイ悪菌です。それにもかかわらず現代になって患者数が増えているのは、女性の免疫力の低下に加えて、膣の洗いすぎもまったくの無関係ではないだろうと、私は思っています。

Point!

ボディソープやウォシュレットで洗いすぎない

腸内フローラの組成は生後1年で完成する

１９９６年に大阪府堺市の学校給食で、病原性大腸菌の一種であるＯ-１５７による集団食中毒が起こったことがありました。便から菌が見つかった子どものうち、12パーセントが重症になり、58パーセントは軽症、30パーセントは無症状でした。その後、追跡調査を行ったところ、重症の子はたいてい裕福な育ちで、どろんこ遊びなどしたことがないような清潔な家庭で育てられていることがわかりました。無症状の30パーセントは、みんなそろって下町育ち、毎日真っ黒になって外遊びをするような子どもたちでした。

親の潔癖症は、子どもにも大きな影響を与えます。

人が腸内フローラの組成を決めるのは、生後1年です。乳児期にある赤ちゃんは、まるでスポンジのようにまわりの細菌を腸に取り込んでいきます。両親や祖父母、兄弟、親戚、友人、近所の子どもたちとたくさんスキンシップをし、抱っこをしてもらい、キスをしてもらうことです。ハイハイして、まわりのものをさわった手足をいっぱいチュパチュパさせることです。そうすることで、**赤ちゃんは多種多様な細菌が棲む、見事な腸内フローラを築くことができます。**

ところが、潔癖症の親は、腸内細菌や皮膚常在菌の数が少なくなっています。薬剤で殺しているからです。赤ちゃんは、何でも「バッチイ」と排除され、細菌を旺盛に取り込む機会を奪われます。こうした行為は、わが子にたいへんな試練を与えます。腸内細菌の数と活動力は、食生活によって随時変動します。しかし、生後1年のうちに完成した腸内フローラの組成は、生涯にわたって変わりません。

自分がどのような家庭環境で育ったのかは、ご自身がいちばんよくわかっているでしょう。潔癖症の家庭で育った人は、いまからでも潔癖症をやめ、腸内細菌の数をできるだけ増やす生活を始めることです。腸内フローラの組成を変えることはできませんが、いま、腸にいる善玉菌の総数を増やすことはできます。そうすれば最大勢力である日和見菌を味方につけ、腸内環境を整えることができます。がんを遠ざけられるよう免疫力を高めるには、潔癖症をやめることも大事なのです。

Point!

「バッチイからダメ」を禁句にする

落ちたものを拾って食べる

落ちたものを拾って食べることを、どう思うでしょうか。はしたない、キタナイと感じるでしょうか。がんを遠ざけられる腸内フローラを築くには、落ちたものを拾って食べるのも、じつはよい方法なのです。

私は以前、沖縄で子どもの遊び方とアレルギーの関連を調べたことがあります。この調査により、「どろんこ遊びをしている子どもにはアレルギーが少なく、コンピューターゲームやテレビ視聴など、屋内で1人遊びをしている子どもはアレルギーになりやすい」ことが明らかになりました。

なぜ、免疫力の向上にどろんこ遊びがよいのでしょうか。**腸内細菌の最大勢力である日和見菌のほとんどが、外界にいる土壌菌だからです。**土には多種多様な微生物が存在し、1グラムの土壌には約100～1000万も生息しています。

土壌菌は土の粒子が舞う空気中にも浮遊しています。土をさわり、土の粒子が舞う空気を吸うことは、腸に棲む日和見菌の数と活動力を高めることにつながります。ですから、子どもにはどろんこ遊びをさせ、虫や草花など自然界の生き物とふれあわせることです。そうすることで腸内細菌の数を増やし、活動力を高められます。

大人も同様です。ガーデニングを趣味とする人や農家の人は、免疫力が高く、長寿であるともいわれます。**平日は室内で過ごす時間が長い人も、休日には自然のなかに出かけていき、深呼吸をたくさんしてきましょう。**自然の美しさを眺めること以上に、免疫力を高めるには、土や草木や動物とふれあうことが大事です。

土壌菌は、私たちの生活環境である室内にもたくさんいます。落ちたものを拾って食べれば、土壌菌を摂取できます。さすがにレストランなどでの外食時に、落ちたものを食べなさいとはいいません。でも、自宅のテーブルや床に落ちたくらいのものは食べて、自然界の恩恵を受けるのが私流の健康法です。

この健康法のおかげで、私の子どもたちも孫たちもみんな健康で、アレルギーなども出ていません。「落ちたものを拾って食べる」。こんなに簡単で、こんなに効果の高い免疫増強法はないと思っています。

Point!
自然とふれあい、土壌菌をたくさん腸に取り込もう

納豆は土壌菌の宝庫だ！

　大豆の発酵食品には土壌菌がたくさんいます。その代表といえば、納豆です。大豆を発酵させるのに納豆菌が使われます。納豆菌は「枯草菌《こそう》」という土壌菌の仲間です。枯草菌は固い殻《から》に覆われているため胃酸に負けることなく、生きて腸まで届きます。そして、腸に到着すると殻を破り、腸に棲む仲間たちを刺激して、大いに活性化してくれます。

「納豆は健康によい」と毎日食べる人がいます。その一方で、「身のまわりの菌はキタナイ」と除菌・殺菌に精を出す人がいます。**土壌菌も納豆菌も同じ仲間なのですから、こんなに矛盾することはありません。**

　私も毎日、納豆を1〜2パック食べています。朝食には必ず1パック食べ、昼食にもできるだけ食べています。これも私流のがん予防法です。

　その際には、**メカブやオクラ、モロヘイヤ、ヤマイモなどのネバネバするものを**

2種類以上加えています。ネバネバ食品には、腸内細菌の大好物である水溶性の食物繊維が豊富だからです。この料理を私は「ネバネバ3兄弟」と呼んでいます。納豆菌と一緒に腸内細菌のエサを送ってあげることで、腸内細菌の数と活動力を大きく高めようというねらいです。

私は以前、寄生虫の一種であるサナダ虫を、5代にわたり15年間、みずからのお腹で飼いつづけたことがあります。これによって寄生虫による免疫増強効果を証明しました。次に、土壌菌を飲み込むと腸内フローラの状態がどう変わるのかを立証したくなりました。そこで、20種類くらいの土壌菌を培養し、これをカプセルに入れて毎日飲み、自分自身の免疫力がどのように変化するのかを調べています。

土壌菌といっても、私が飲んでいるのは大豆を発酵させて増やしたものです。この実験を始めてから、私はますます元気になりました。自慢ではありませんが、75歳を過ぎて、毎日、朝立ちするほどです。同じカプセルを飲んでいる東京農業大学の小泉武夫名誉教授も、「これを飲むようになって、早朝に勃起するようになった」と喜んでくれています。そして今日もまだ、がんの発症は防がれています。

Point!

「ネバネバ3兄弟」を毎日食べる

ピロリ菌の除菌が食道がんをつくる

テレビ番組で「胃がん予防にはピロリ菌の除菌が必要」とたびたび放送されますが、これは間違っています。**ピロリ菌がいると必ず胃がんになるのではありません。**ピロリ菌が悪さを始めるのは、免疫力が下がっているときです。加えて、「慢性胃炎などによって胃の粘膜が荒れている」という条件もつきます。胃の粘膜が荒れていると、そこにピロリ菌が集まって潰瘍をつくり、それがやがて胃がんになります。

胃粘膜が荒れるのは、重いストレスを感じながら生活しているときや不規則な生活をしているとき、アルコールやたばこ、香辛料、冷たいものなどの刺激物を過剰摂取したときなどです。そうした生活は胃酸の分泌を増やします。これによって胃の粘膜が荒れ、加えて免疫力が低くなっていると、ピロリ菌が悪さを始めるのです。

そうだとするならば、問題は、胃粘膜を荒らし、免疫力を下げる生活にあります。

最近の研究により、ピロリ菌は胃の働きに欠かせない共生菌であることがわかってきました。ニューヨーク大学のブレイザー教授は、ピロリ菌の研究を25年にわたって行っています。教授は、ピロリ菌には胃酸の分泌量をコントロールする働きがあるとしています。胃酸の量の調節をサポートすることで、ピロリ菌自身も居心地のよい胃の状態を築けるのでしょう。そのおかげで、宿主である私たちも、胃の粘膜が胃酸で荒れるのを防いでもらっているわけです。

ピロリ菌はたびたび悪玉菌の一種と扱われます。しかし、実際には日和見菌の仲間です。宿主の免疫力が高ければ体によい働きをし、低下していれば悪さを始めます。本来、細菌とはそういうものです。細菌自身は、自分が人間にとって善か悪かなど考えていません。環境に応じて自分の居心地のよい環境を築いているだけです。

すでに慢性胃炎や胃潰瘍が生じている人は、胃がんを防ぐためにピロリ菌を除菌する必要はあるでしょう。しかし、健康な胃をもっている人が、わざわざ除菌することはありません。というのも、除菌が新たながんを引き起こす可能性が高まるからです。ピロリ菌を除菌すると、胃酸が逆流して食道を荒らす逆流性食道炎が生じやすく、それによって食道がんを起こしやすくなる危険性が出てくるのです。

Point!

健康な胃にピロリ菌の除菌は必要ない

風邪で抗生物質を飲んではいけない

ピロリ菌の除菌は、数種類の抗生物質（抗菌薬）を組み合わせて行います。除菌率は100パーセントではなく、1クールの投与で除菌できなければ、種類を変えてふたたび服用することになります。それでもすべての人が除菌できるわけではありません。抗生物質とは、細菌の発育を阻害する薬です。風邪や中耳炎などの際、医師から処方されます。しかし、**風邪のほとんどはウイルス性**のものです。中耳炎もすべてが細菌感染とはかぎりません。**ウイルス感染に対し、抗生物質は無力**です。

それにもかかわらず、日本では長いあいだ、抗生物質が乱用されてきました。

現在も、いまだに風邪で抗生物質を処方する医師がいます。そうした医師は、2次感染を防ぐためと目的を話すでしょう。風邪を引くとほかの病原菌に感染しやすく、そうなると重症化しやすくなるというのです。しかし、最近の研究により、**抗生物質には2次感染を予防する効果がない**ことは明らかにされています。

しかも、抗生物質を飲むと腸内細菌に悪影響をおよぼします。腸内細菌の増殖を止めてしまうのです。こうなると、腸内細菌は外から侵入した病原菌を排除する力が弱まり、かえって風邪を治りにくくします。また、副作用として下痢を起こしやすくなります。腸内フローラが乱れ、大量の腸内細菌が死んだことの表れです。

風邪で抗生物質を飲んではいけません。どうしても抗生物質を飲まなければいけないときには、「ビオフェルミン」や「ビオスリー」などの乳酸菌製剤を一緒に飲み、腸内フローラの乱れをできるだけ抑えることを心がけましょう。

そもそも、日本人は風邪を恐れすぎです。風邪は、ゆっくり眠り、水分をとるなどすれば、薬に頼らなくても2～3日で治る病気です。**風邪に特効薬はなく、あるのは症状を抑える対処薬だけ**です。不快な症状は、免疫システムが病原体と闘って生じているのであり、それを薬の力で抑えてしまうことは、免疫の働きを抑えることにもなるのです。多忙な生活を送る人は、ゆっくり休養をとるのが難しいでしょうが、自分の健康よりも大事なことはないはずです。風邪を引いたらジタバタせず、ひたすら眠り、免疫力が高まるのを助けてあげることです。

Point!

風邪の特効薬は、ひたすら眠り、ゆっくり休養すること

第5章
自分の体と会話していますか？

大便を見てセルフチェックをしよう

50歳のころの私はメチャクチャだった

私は今年で77歳です。人生をふりかえってみれば、70歳を過ぎてからがいちばん体調のよい日々を過ごしています。もっともメチャクチャだったのは、50代です。解糖エンジンからミトコンドリアエンジンに切り替えなければいけない時期に、正反対のことをしていました。

当時、私は東京医科歯科大学の教授でした。教授というと聞こえはよいですが、実際はストレスの塊のような職業です。医学部の教授は頭の固い人が多く、私のように独特の研究をする者はつねにバッシングの対象でした。医学部の学生は勉強はできるけれども、やはり一般常識から外れた若者が多く、私が帰宅の支度を始めると「研究データをもってきました」というような空気の読めない者ばかりでした。

ストレスがたまると、どか食いをしたり、甘いものを食べたくなったりするのが人の常です。私もそうでした。脳が糖質を執拗に欲しがったのです。ブドウ糖は脳の大好物で、これが入ってくると脳はひとときの快楽に満たされます。ストレスから逃れたい脳が、一瞬の快楽を求めてブドウ糖を欲するのです。

しかし、大量の糖質を体に入れると、ミトコンドリアエンジンが大きく乱れ、健康を保てなくなるのは前にお話ししたとおりです。とくに50歳を過ぎた体に、白い炭水化物と甘いお菓子や米菓などをむやみに入れてはいけないのです。

それなのにストレスの塊のようだった私は、甘〜い誘惑に負けてばかり。ラーメン、餃子、チャーハンが大好物で、大福やアイスクリームを間食していました。

当時の私はきわめて不健康でした。糖尿病は2回、痛風は1回、メニエール病（めまい、耳鳴り、難聴を起こす内耳の病気）は数えきれないほど発症し、肌は赤く荒れ、頭はハゲかかり、体重はいまより10キロも重いという状態だったのです。

「こんな生活を続けていたら、死んでしまう」。そんな思いが頂点に達するほど体調を崩した私は、国内外の論文を読みあさり、自分の体を実験台にして健康長寿を延ばす方法の研究にとりかかったのです。その方法が、本書でお話ししてきたことです。本書の内容はすべてみずから実践し、健康体を取り戻した私の真実なのです。

Point!

腸によい生活を始めれば、何歳からでも健康になれる

体が弱い人ほど長生きする

がんを生涯発症させないためには、生後1年のうちに完璧な腸内フローラを築き、幼少期にはどろんこ遊びや虫遊びを毎日のようにして、子どものころから主食は玄米や五穀米にする。フィトケミカルや食物繊維をたっぷり含む野菜を食べ、肉や魚、卵、大豆製品などの良質なたんぱく質をバランスよくとる。揚げ物や加工食品、スナック菓子、清涼飲料水などをいっさいとらない健全な食生活を送る。そして、適度な運動、ストレスの少ない暮らしを続けていればよいことになります。

でも、実際のところ、現代社会でそんな生活をするのはとても難しいことですね。

私も本当に健康によい生活を始めたのは、60代になってからです。**それも一度にすべてをスタートさせたのではなく、1つずつ生活のなかに取り込んでいきました。**それでも、70代になって、かつてないほど元気な毎日を送れるようになりました。

ただし、私には暴飲暴食、ストレス過剰で不規則な生活を長く続けてきた過去があります。もしかしたらその当時に大きく育ててしまったがん細胞が、体内にいくつかあるかもしれません。それを自覚しているので、私はこれ以上がん細胞を育てない生活を日々意識しているのです。

「一病息災」とよくいいます。自分の体に自信をもっている人よりも、**1つ2つ弱点をもっている人のほうが体に気をつかい、健康寿命を延ばせるものです。**たとえば、超潔癖症の親に育てられ、貧弱なウンコしか出ないというならば、いまある腸内フローラを大切に育てていく食生活を始めてみてください。腸を気づかった食事を今日から始めれば、体は明日から変わっていきます。

私は日野原重明先生に年に数回お会いします。日野原先生といえば、聖路加国際病院の名誉院長でありながら、１００歳を過ぎた現在も、患者さんの診療をしながら精力的に活動されていることで有名です。日野原先生が、人一倍、恵まれた体をしているのかといえば、そうではありません。幼いころは病弱で、大学時代には結核のために1年留年もされています。だからこそ、人一倍、健康を大切にする食生活を心がけ、その積み重ねが、あのすばらしい元気さを築いているのでしょう。

Point!

今日から始めれば「100歳まで生涯現役」も夢ではない

理想のウンコを毎日していればがんにならない

「健康管理」とよくいいますが、それは具体的にどのようなことでしょうか。方法はさまざまですが、すべてひっくるめて表すならば、「理想のウンコをすること」に集約されます。**大便は、体からの「大きな便り」と書きます。**腸内環境や免疫力を含む体内のすべての状態が大便に表れる、といっても過言ではないでしょう。

理想のウンコの5つの条件は前述しましたが、おさらいしておきましょう。

①バナナ3本分（約300グラム）。
②便切れがさわやかで、お尻を一度ふけばペーパーにつかない。
③練り歯磨きや味噌の硬さ。
④黄褐色で匂いはかすか。
⑤生まれたては水に浮かんで、ゆっくり水に沈む。

この5つがそろうのが、理想のウンコです。こんな大便を毎日出していれば、がんになどならないでしょう。腸内環境が最良の状態に保たれ、高い免疫力が維持されていることを、大便が伝えてくれます。

理想のウンコを毎日出すには、腸内細菌のエサになる食べ物をとることです。前にお話ししたように、満腹になるまで食べたからといって大便が大きくなるのではありません。食べかすは、大便中のほんの5パーセントです。大半は腸内細菌とその死骸です。働きを終えた細菌や増えすぎた細菌が大便となって出てくるのです。満腹になるまで食べると、かえって大便が小さくなりかねません。腸の消化能力を超えて食べすぎると、活性酸素が大量に発生し、腸内細菌は死に、繁殖できなくなるからです。

私の友人でアラフォーの女性は、小学生のころから便秘に悩まされてきました。食べることが好きで野菜もたくさん食べるのに小さな便しか出ないといいます。そこで、**主食を玄米か五穀米に代え、硬度の高い水を1日1・5リットル飲む**ようにアドバイスしました。すると、わずか3日後にはかつてないほど立派な大便が出るようになったそうです。なお、水の効能については、後述することにしましょう。

Point!

ウンコを見ながら健康管理をする

がんになりやすい大便がある

昔の日本人の大便は大きかったのですが、年々小さくなってきました。このことと現代のがん発症者の急増は、大いに関係があると思われます。

戦争直後の日本人の食物繊維の摂取量は1日平均27グラムもありました。いまでは半分以下の12グラムまで減っています。腸内細菌にエサを与えなくなり、大便の量が350グラムあたりから150グラム程度に小さくなってしまったのです。

いまの水洗トイレは清潔でよいのですが、自分の大便をまじまじと見る機会を人から奪ってしまいました。そのため、体からのSOSを見逃しやすくなったのです。

がんになりやすい大便は「形」「量」「色」「匂い」でわかります。次にウンコ表をまとめたので、毎日観察し、自分の健康状態を把握しましょう。

Point! **流す前に毎日の大便を観察しよう**

ゴールドタイプ（究極のウンコ）

総ウン態 立派なウンコがスコーンと出て、お腹に爽快感を与える金メダル級。食生活、精神状態すべていうことなし！　がんの心配がきわめて少ないウンコ。

形　状 色…黄金色／重さ…400gのビッグサイズ／匂い…かぐわしい／状態…立派なサツマイモ大ウンコか、もしくは巻きグソタイプ。1本形。

改善点 No problem！　この完璧なウンコを毎日めざそう。

バナナタイプ（理想のウンコ）

総ウン態 バナナ状がスポンと出てウン切れがよく、爽快感が高い。便器の水にまず浮き、ほどなく沈めばベスト。心身ともに健康で、がんの心配が低いウンコ。

形　状 色…黄土色～赤茶色／重さ…200～300gの最適サイズ／匂い…適度に香る程度／状態…バナナ状の1本形。2～3本になることも。

改善点 Perfect！　このウンコが毎日出ていれば文句なし！

ゴロビチャタイプ（ストレスタイプのウンコ）

総ウン態 固いものとビチャビチャが交互に出たり、一緒に出たりする。不規則でストレスの多い生活により腸のリズムが狂っている。がんの心配のあるウンコ。

形　状 色…とくに特徴はない。赤色系は要注意／重さ…150～200g／匂い…日によって程度が変わる／状態…一気に出るが、ペーパーにウンコがつく。

改善点 夜はお風呂にゆっくり浸かる、軽いストレッチをするなど、リラックスを心がける。起床後はコップ1杯の硬水を飲み、朝陽を浴びながら丹田呼吸を。

ヒョロ～リタイプ（老けタイプのウンコ）

総ウン態 弱々しいウンコは、腸年齢が老けていることを表す。全体的に若々しさに欠け、他人からは老けて疲れきって見える。がんの心配のあるウンコ。

形　状 色…黒っぽい／重さ…150g／匂い…ツンとした臭さ／状態…細くて切れやすい。水にすぐ沈む。

改善点 水溶性食物繊維や発酵食品、玄米を積極的にとろう。腹筋が弱るとよいウンコは出ない。暇を見つけて腹筋運動を。丹田呼吸で腸を刺激するのも効果的。

コロコロタイプ（便秘のウンコ）

総ウン態 便秘の人に多く、オナラも臭い。イライラしやすい精神状態にある。免疫力も低下している。冷え性の人にも多いウンコ。大腸がんに注意が必要。

形　状 色…茶色～黒／重さ…80～100gあればよいほう／匂い…他人に不快感を与える臭さ／状態…ウサギのウンコ状態。カチカチに固い。

改善点 水溶性・不溶性の食物繊維の多い野菜、玄米、五穀米を食べ、白米や菓子類、加工食品は控える。マグネシウム含量の多い硬水を1日1.5ℓは飲もう。

クサドロタイプ（下痢一歩手前のウンコ）

総ウン態 ドロドロの泥状で、臭いウンコ。ストレスで腸の機能が乱れている。長期間このウンコが続くと腸が荒れ、がんの心配が大きくなる。

形　状 色…黒ずんだ茶色～黒／重さ…200g／匂い…ウッとなるきつさ／状態…量はあるが泥状

改善点 水溶性食物繊維をしっかりとり、十分な休息とリラックスを心がける。腸を積極的に温めてあげよう。冷えたお酒や冷たいものを控えることも大事。

タイプ別・ウンコ改造計画

ビチャビチャタイプ（下痢の水便）

総ウン態 水状で、ウンコとは呼べない代物。ストレス、暴飲暴食が原因。食事、酒の飲み方、生活など、すべて見直す必要がある。長期間続くと、がんの心配が大きい。

形　状 色…茶色／重さ…まちまち／匂い…ものすごく臭い／状態…ビチャビチャ

改善点 ストレスによって暴飲暴食に走る人に多い。体の深部が冷えきっているので、毎日ゆっくり湯船に浸かり、深呼吸をしよう。体を温める生活が大事。

がんの徴候は大便の色に表れることも！

灰白色系 ビチャビチャ・クサドロタイプは膵臓がん。バナナタイプなら肝臓・胆道・胆嚢疾患など。

黒色系 ビチャビチャ・クサドロ・バナナタイプは、食道・胃・十二指腸など上部消化管のがんや潰瘍など。

赤色系 ビチャビチャ・クサドロ・バナナタイプの場合は大腸がん。コロコロ状は直腸がんなど。

男性は下痢、女性は便秘になりやすい

男性は下痢に、女性は便秘になりやすい特徴があります。

男性が下痢症になりやすいのは、睡眠前の飲食が大いに関係しています。夜に冷たいアルコールをたくさん飲んだり、食べすぎたりして腸にストレスを与えると、午前中に下痢を起こしやすくなります。

女性が便秘になりやすいのは、女性ホルモンの関与です。女性ホルモンの一種である黄体ホルモンは、大腸が大便を移動させる蠕動《ぜんどう》運動を抑えてしまう働きがあります。そのため、黄体ホルモンの分泌が盛んになる排卵時から月経までの期間は、とくに便秘になりやすくなります。

高齢になると男女関係なく便秘症が多くなります。これは、加齢によって腸の蠕動運動が弱くなってしまうこと、腸内フローラが老いて腸年齢が高くなり、悪玉菌優勢の腸になりやすいことが関係しています。

下痢や便秘をくりかえす人は、腸内フローラの状態が悪くなっていて免疫力が弱り、がんを起こしやすい状態にあるといえます。改善のポイントは、前項の表に示しました。

加えて、お腹を冷やさない生活が大事です。人体の中でミトコンドリアの数がもっとも多いのは腸細胞です。若い人も、腸はミトコンドリアエンジンに頼ってエネルギーをつくりだしています。お腹をさわってみて、冷たく感じるならば腸が冷え、ミトコンドリアエンジンが停滞している証。冷たいものは摂取しない、お腹が冷えているときにはカイロをあてて温める、腹筋運動をして熱を自力でつくりだせるようにするなどの対策を講じましょう。

なお、薬に頼ってはいけません。便秘に長年苦しむ女性に「下剤を飲みすぎてはいけないよ」と忠告したら、「先生は私を殺す気ですか！」と叱られたことがありました。下剤を飲まなければ糞詰まりで死んでしまうというのです。

下剤には、薬の力で腸の蠕動運動をうながすタイプと、大便を柔らかくするタイプ、大便に水分を多量に含ませて大きくするタイプがあります。

それぞれ作用のしかたは違いますが、腸の本来の働きを薬にかわってやってもらうのは同じです。人の体はよくできていて、使っていない機能は衰え、老化が早まります。薬の力で排便することをくりかえしていると、働きを奪われた腸は怠け、便秘がひどくなり、やがて本当に自力で排便できなくなってしまいます。

つい最近、未承認のコーヒー浣腸器具を販売したとして、販売元の社長ら3人が逮捕された事件がありました。驚くことに、5年間で15億円以上も売り上げていたとか。大勢の人が、あんなに危険でおかしなものを愛用していたのです。

医療者でも、美容目的に腸内洗浄を行うクリニックが出てきています。肛門から蒸留水やコーヒーを主成分とする溶液を流し込み、大腸にたまっている宿便や老廃物、悪玉菌を強制的に排出させるという施術です。

それによって「デトックス(毒出し)」でき、便秘解消やダイエット、美肌などの効用が得られるといいます。目的は未承認のコーヒー浣腸と同じです。

しかし、「上から入れて下から出す」のが人体の自然です。「体に不自然を強いては健康になれない」と知っていれば、まがい物にだまされることはなくなるでしょう。

腸内洗浄をすると、悪玉菌だけでなく善玉菌も日和見菌も排出されます。私たちは無菌の状態で誕生し、生後1年かけて腸内フローラを築き、免疫力を身につけてきました。生後1年未満の赤ちゃんは、抵抗力が弱く、感染症にかかりやすいものです。

腸内洗浄で細菌を洗い流すということは、腸を赤ちゃんのような抵抗力の弱いものにすることです。腸内フローラの構築も一からやりなおしです。その間、免疫力は著しく落ちています。母乳だけ飲み、守られて生きている赤ちゃんならまだしも、いろいろなものを食べ、いろいろなところへ行き、毎日がん細胞が生まれている大人の腸をそんな状態にさせるのはたいへんなことです。また、腸に管を入れて溶液を入れるため、腸に穴を開けたり、破裂させたりする危険をともないます。

なお、下痢症の人のなかには、薬を手放せない人も多いでしょう。最近では、水なしで飲めて痛みがピタッとおさまる使い勝手のよい薬も出ています。下痢止めの作用は、腸の異常な動きを防いで排便感覚を抑えるとともに、痛みをやわらげようとするものです。ただ、下痢止めの弊害も下剤と同じで、腸の蠕動運動を自然なかたちで起こしにくくすることにあります。腸の蠕動運動が停滞すれば、腸内バランスが乱れ、免疫力の低下は防げません。お守り代わりに持ち歩くのはよいでしょうが、常用していると、いつになってもがんを遠ざけられる腸をつくれなくなります。


Point!

下剤、下痢止めを使ってはいけない。腸内洗浄はやってはいけない

肌荒れは、腸環境の深刻さを伝えるSOS

女性は美容に関心が高いもの。美容は腸から築いていくものですから、関心が高いのはとてもよいことです。でも、方法を間違ってはいけません。

肌荒れは腸から起こります。美肌に必要なビタミン類は、腸内細菌が合成しているからです。肌が荒れているのは、腸内環境が荒れていることを示しています。

たとえばビタミンB_2は健康な皮膚や髪、爪をつくります。脂質の代謝にかかわるビタミンでもあるため、不足すればニキビが増え、太りやすくなります。ビタミンB_6も、健康な皮膚をつくるために必要なビタミンです。これが足りなくなると、肌荒れや口内炎が生じるうえ、イライラや不眠などが出てきます。ほかにも美容に必要なビタミン類は数多くあり、それらは腸内細菌が合成しています。

多くの女性が高価な化粧品を肌に塗り、エステなどに高額を支払っているようです。しかし、肌は排泄器官であり、汗や皮脂を出すための臓器であることを忘れないでください。排泄する機能には長けていても、吸収には無防備です。腸のように、体によいものと悪いものを判別する能力をもっていないのです。化粧品には石油由来の化学成分がたっぷりと含まれます。化粧品のコマーシャルには「浸透率が高い」という文言がよく使われますが、浸透率が高いのはじつは怖いことでもあります。

美肌を築きたいならば、科学的効果の曖昧《あいまい》な化粧品に気を配るより、腸内細菌を育てるよいエサを食べることです。腸内環境を整えることに肌改善の即効性はありませんが、確実に肌をよくしていくもっとも確実な方法です。

肌は腸内環境を知る手がかりともなります。腸内フローラの菌交代は2週間でだいたい終わります。皮膚のターンオーバー（新陳代謝）は1～2カ月かかります。

腸によい生活を始めると、数日で便通が改善されます。便通が改善するのは、腸内細菌の数が増えてきた証です。2週間後には、お腹と心に爽快感を覚え、手足が温かくなっているのを感じるようになります。菌交代が終わり、それが体調の改善につながってきたからです。肌の改善が見られるのは、そのあとです。1～2カ月はかかりますので、楽しみにゆっくりと待っていてください。

Point!

肌は腸内フローラを映す鏡

結果は2週間で表れる

腸内フローラの菌交代は、2週間でだいたいが行われます。腸の中では、善玉菌と悪玉菌がつねにせめぎ合いながら存在しています。どちらが優勢になるのかは、私たちの食事で違ってきます。食物繊維やオリゴ糖、発酵食品、玄米や五穀米、海藻類などを毎日食べていると、善玉菌が優勢となり、腸年齢は若返ります。

大腸菌などの一般に悪玉菌と呼ばれる菌も、善玉菌と同じものをエサとします。ただし、それらをエサとしているときには、悪玉菌は異常増殖を見せず、むしろ体に大事な働きをすることがわかっています。善玉菌と悪玉菌は腸内で拮抗して存在しているので、善玉菌が元気であれば、悪玉菌は優勢になれないのです。

一方、白い主食や砂糖など糖質の塊のような食品や、揚げ物など油分の多い料理、脂肪分の多いもの、腸を冷やすもの、食品添加物などを食べていると、悪玉菌が優勢になります。それらは腸内環境を荒らすばかりか、悪玉菌の大好物だからです。

菌交代が起こっているときには、オナラがたくさん出ます。食事改善を始めて最初は臭かったオナラが、だんだんと匂いが薄れていくならば、菌交代がうまくいっている証です。反対に、臭いオナラがたくさん出るときには、悪玉菌が優勢になっていることを伝えています。この場合には注意が必要です。

なお、食事改善を始めるとき、「好きなモノが食べられない」「面倒だな」と思う気持ちが起こると、うまく進まなくなります。その気持ちは、もしかしたら、悪玉菌が起こしているのかもしれません。腸に棲む寄生物は、宿主の行動に強い影響を与えることがわかっています。コンビニ弁当やレトルト食品、揚げ物、ラーメンなどを好んで食べていると、悪玉菌優勢の腸になります。その悪玉菌たちが、腸でますます優勢になれるように悪い食べ物を求めるのです。

ですから、気持ちに惑わされずに、とにかく食の改善を始めることです。2週間続ければ腸の菌交代が行われ、善玉菌優勢の腸ができあがります。そうなると善玉菌がますます腸によいものを求めるようになり、「なんでジャンクフードをおいしいと思っていたんだろう」と不思議に感じるようになります。

Point!　臭くないオナラが出るのは、菌交代がうまくいっている証拠

乳酸菌の選び方にはコツがある

腸の健康に注目が集まる昨今、さまざまな機能をもつヨーグルトが出ています。それらの機能は、乳酸菌の種類によって違ってくるといいます。たとえば、LGG菌は整腸や免疫力向上などの効果、R-1菌は免疫力向上やインフルエンザ抑制などの効果、ガセリ菌やLG21株は胃粘膜の改善やピロリ菌減少などの効果です。ほかにもさまざまな乳酸菌を使って、効果効能を謳う商品がたくさんあります。

ただし、これらのほとんどは通過菌です。生きて腸に届いても、数日で腸から排出されます。前述したように、腸内フローラは強力な縄張り争いから成り立っていて、どんなに健康に優れた菌も新参者は腸に棲みつくことは許されないのです。腸で生き残れるのは、仲間が腸にいる、自分の腸と相性のよい菌だけです。それでも機能性ヨーグルトに期待したいならば、毎日食べつづけることです。でも、食べるのをやめたら2週間でもとにもどってしまいます。

そうしたことに労力とお金をかけるよりも、もともと自分の腸に棲みついている「マイ乳酸菌」を育てるほうが、はるかに大事です。マイ乳酸菌を育てるには、善玉菌のエサとなる食べ物を毎日食べることです。

さらに、もう一歩進んで腸内環境を改善したい人もいるでしょう。そうした人には、「乳酸菌生成エキス」をおすすめしています。腸にいるマイ乳酸菌を増やす因子を含むサプリメントのことです。種類はいくつかありますので、自分によさそうなものを試してみるとよいでしょう。

私が毎日飲んでいるのは、100年間も一途にこの商品をつくりつづけてきた会社のものです（某乳酸菌飲料メーカーの社長もここの出身ですが、経営がうまくて世界的な企業に発展しました）。私が愛用するエキスの会社は、社長も息子も根っからの研究者で、他人の大便を集めては、生成エキスで腸内環境がどう変わるのかということばかり地味に研究しているので、なかなか大企業にはなれないようです。

でも、おかげで私のマイ乳酸菌は毎日とても元気です。医者をしている私の娘たちも乳酸菌生成エキスの愛用者です。

Point!

乳酸菌生成エキスでマイ乳酸菌を元気に育てる

キノコには強力な免疫向上作用がある

「菌活」という言葉が流行したことがありました。菌が生きている食品を食べることで、健康や美容に活かそうという考え方です。具体的には、発酵食品を食べるのが1つの菌活のかたちです。もう1つ、菌を丸ごと食べられる食材があります。それがキノコです。キノコは、カビとともに菌類という生物群の仲間です。

キノコの健康作用は、おもにβ-グルカンというフィトケミカルにあります。これは、腸内細菌や酵母、細菌類、カビ類などの細胞壁に含まれています。地球上にいち早く誕生したこれらの原始生命体は、放射線に強い耐性をもっています。つまり、抗酸化作用がとても強いのです。キノコはβ-グルカンの塊のような食材で、活性酸素を過剰に発生させやすい現代人は、毎日でも食べたい食材といえるでしょう。

キノコはがん予防にも効果的な食材で、免疫システムに活力を与える作用をもっています。β-グルカンは、免疫細胞であるマクロファージを刺激して、免疫システムの要となるT細胞の活性を高める作用を有するのです。

エノキダケエキスによる肺がんの予防効果を調べた研究があります。エノキダケエキスを20日間と40日間飲ませたマウス10匹ずつと、飲ませなかったマウス10匹のそれぞれの背中にサルコーマ180というがん細胞を移植しました。エキスを与えなかったマウス10匹は、移植後40日以内にすべてが死にました。一方、エキスを投与したマウスには移植したがんが消えたものまでいました。また、転移する力の強いルイス肺がんを移植し、体重1キログラムあたり1000ミリグラムの割合でエキスをマウスに投与したところ、10匹のうち5匹のがんが治ったということです（出典=『免疫力がみるみるアップする100のコツ』主婦の友社編）。

しかも、β-グルカンは水溶性の食物繊維でもあります。腸内細菌のよいエサにもなってくれるでしょう。さらに、キノコは低カロリーですから、少々食べすぎても太りません。数種類のキノコを毎日食べるとよいと思います。私は「免疫力がちょっと下がっているかな」と感じたら、すぐに数種類のキノコと長ネギ、鶏肉でつくるキノコ鍋を夏でも食べるようにしています。


Point!　免疫力が下がっていると感じたらキノコ鍋を食べよう

水道水は飲んではいけない！

よい大便をつくるために、もう1つ大事なことをお話ししておきましょう。大便は、全体の約60パーセントが水分です。固形部分のうちの大半が腸内細菌とその死骸、はがれ落ちた腸粘膜でできています。つまり、立派な大便をつくるには、水も大事な要素です。

「清潔＝細菌ゼロ」と考えると、日本の水道水は世界一清潔な水です。しかし、世界一危険な水でもあります。世界一潔癖症の民族は、世界一塩素の含有量の多い水をつくりだしてしまいました。

日本の水道法では、「飲料水中に大腸菌群は絶対に検出されてはならない」と定められています。こんなに厳しい基準を設けているのは、世界じゅうで日本だけです。世界保健機関（ＷＨＯ）がヨーロッパにおいて定めた規制でさえ、「水道水中の大腸菌の混入は、１００回検査して5回以内なら合格」というものなのです。

日本の水道法がどんどん厳しくなったのは、大腸菌などの悪玉菌が1つでも含まれていると、マスコミをはじめ社会が大騒ぎすることにも一因があります。しかし、大腸菌はもともと人間の腸にいる菌であり、腸内フローラや免疫力がしっかりしていれば、口から入ったとしても悪さはしません。騒ぐ必要などないのです。

むしろ、大腸菌をゼロにするために、塩素を大量に入れるほうが問題です。殺菌効果の高い塩素が腸に入ってくれば、腸内細菌にダメージを与えるのは間違いありません。日本人の大便は、戦前・戦争直後の人より半分に減っています。それは、塩素を大量に含む水道水にも一因があると考えられます。

しかも、水に塩素を含ませると、酸性度の高い水になります。体を著しく酸化させやすくなってしまうのです。こうした水を毎日飲むことは、腸や脳を酸化させるだけでなく、活性酸素を充満させて腸内細菌を減らすことになるのです。

毎日飲む水はのちほどお話しするような天然水にして、**水道水は料理などで使うだけにするとよいと思います。生で飲んではいけません。**なお、料理に使う場合も、塩素を除去できる浄水器を使うとよいでしょう。

Point!

水道水は料理に使うだけにする

便がゆるい人は「アルカリ性」「非加熱」の軟水を飲む

よい水を飲むことで、便通異常を正し、免疫力を高めることができます。よい水を入れてあげると、腸内細菌が喜び、増殖力を増すからです。

私は寄生虫学の研究と同時に、菌と密接な関係がある水も40年ほど研究してきました。世界60カ国を訪れ、その研究と経験からわかっている水選びの大前提は、**殺菌をしていないこと**です。**塩素などの殺菌剤を含む水は論外**です。自然の恵みから得た天然水を選びましょう。その場合にも、「非加熱」の水を選んでください。

自然から湧き出す水には健康を増進する作用があります。しかし、加熱してしまうと、水は活性を失い、健康効果を期待できなくなります。また、非加熱であるということは、加熱殺菌しなくても飲めるクリーンな水である証です。加熱した水の場合、ラベルにとくに記載がありませんが、非加熱の水には「非加熱」と示されています。**ラベルを見て、「非加熱」と書かれた水を選ぶようにしましょう。**

水の選び方は、大便の状態で決めるとよいと思います。大便がゆるく、形状をなしていないことが多い人が水を選ぶポイントは2つです。

1つは「アルカリ性」であること。アルカリ性の水には、活性酸素を消す作用があることを前述しました。腸内の活性酸素が消えれば、腸内細菌もその攻撃を受けることがなくなり、増殖力を増すことができます。

2つめは「軟水」であること。天然水には、必ず硬度が示されています。硬度とは、カルシウムとマグネシウムの含有量を示した数値です。天然水にはほかにもさまざまなミネラルが含まれます。一般に硬度が高い「硬水」ほどミネラル含有量が多く、低い「軟水」ほど含有量が少ないことを表しています。

水の健康効果は多くの場合、含有するミネラルの種類と量で得られます。そうした意味では軟水は体質改善の効果は期待できないのですが、腸にやさしいという特徴があります。ミネラル分が少ない分、腸からの吸収がすみやかです。下痢の人は大腸の粘膜が弱り、腸の蠕動運動に異常が起こって水分の吸収がうまくいかなくなっています。ですから、刺激の少ない軟水を日常的に飲み、腸機能を整えましょう。

Point!
軟水は吸収がすみやかで作用も穏やか

便秘症の人はマグネシウムの多い水を飲む

便秘症の人におすすめの水も、「アルカリ性」「非加熱」であることは鉄則です。加えて、**硬度の高い「硬水」を飲むとよい**でしょう。便秘症の人は、腸の蠕動運動が弱くなっています。硬水に豊富に含まれるカルシウムは腸を刺激して、蠕動運動をうながしてくれます。

また、硬水はマグネシウムも多く含有します。マグネシウムには大便をやわらかくする作用があります。便秘の人の大便はカチカチに硬くなり、肛門から出にくくなっています。マグネシウムを含む水をたっぷりとることで、大便はやわらかくなり、スルリと気持よく出てくれるようになるでしょう。

とくに飲んでほしい時間帯は、起床後です。キリリと冷えた硬水をコップ1杯飲むことで腸に適度な刺激を与え、朝の心地よい便意をつくりだしてくれるはずです。

ただし、硬水は腸に負担をかけますし、利尿作用もあるため、便秘症の人も**睡眠**

便通をよくし、活性酸素を抑える水

便がゆるい人➡軟水（硬度100mg／ℓ未満）

おすすめの水（採水地）

- 「からだにうるおうアルカリ天然水」（島根県）
- 「龍泉洞の水」（岩手県）
- 「クリティア」（静岡県、山梨県など）
- 「リシリア」（北海道）

便秘の人➡硬水（硬度100mg／ℓ以上）

おすすめの水（採水地）

- 「ドクター・シリカ・ウォーター」（宮崎県）
- 「四国カルスト天然水ぞっこん」（愛媛県）
- 「命の硬水」（三重県）
- 「マグナ1800」（大分県）

注）硬度の分類法は日本のものによる。WHOの分類は軟水60未満、中硬水60～120未満、硬水120～180未満、超硬水180以上（mg／ℓ）。

前に飲むのはやめましょう。

なお、水の飲み方も大事です。

ここからは、便秘症、下痢症、正常な便通の人すべてに共通することですが、水は、1日に1～2リットル飲むようにしてください。平均して1・5リットル、あとはのどの渇《かわ》きや季節によって調節するとよいと思います。

飲み方は、起床後に1杯、就寝前に1杯を基本とします。残りの水は、起きてから寝るまでのあいだに、チビリチビリと飲むようにします。ペットボトルから直接飲むならば1口ずつ、コップで飲むならば半杯ずつ、のどの渇きを感じる前に飲んでください。

のどの渇きを感じたときには、すでに体内から水分が2パーセント減っているといわれます。3パーセント減ると血液はドロドロになりはじめ、腸の働きも悪化します。6パーセント減れば脱水症が起こり、命の危険にさらされます。

「たかが水」と思っている人は多いですが、水は腸内環境も健康も左右する命の源なのです。

Point!

のどの渇きを感じる前にチビリチビリと水を飲む

おわりに

〈がんを遠ざけて生きる10カ条〉

①50歳を過ぎたら「白い主食と砂糖」は食べない。
②主食は玄米や五穀米などの全粒穀物を小さな茶碗に1杯だけ。
③食物繊維とオリゴ糖はたっぷりと。
④菌が生きている味噌を毎日食べる。
⑤夕食の前に「食前キャベツ」。
⑥体を温める、体を冷やさない。
⑦身のまわりの菌と大らかにつきあう。
⑧いつでも笑ってポジティブ思考。
⑨心が躍る予定をたくさんもとう。
⑩理想のウンコを毎日出そう。

ほかにも腸を整える方法を紹介してきましたが、まずはこの10カ条を今日からでも始めましょう。ほかの整腸術は、できるところから1つずつ生活のなかに組み込んでいってみてください。かつてないほどに、心と体の調子が整ってくることでしょう。

そうなったとき、毎日生まれているがん細胞を1つ残らず叩き殺せる免疫力を、あなたは築けているはずです。

第1章の冒頭で、「まさか自分ががんになるなんて」と思ってしまう人ほど、がんになりやすいことをお話ししました。

反対に、**「自分もいつか、がんになるかもしれない」と思っている人はがんになりにくい人**です。がんが身近な病気であり、無防備に生活をしていてはいけないことに気づいているからです。

そして、本書を通じて、みなさんは「がんにならない整腸術」を身につけられました。人間の体はたえずがんと隣り合わせであることを知り、この整腸術を実践していけば、「2人のうちの1人」に入ることはなくなるでしょう。

ただし、がんを遠ざけたいばかりに、ストイックな節制に走らないことだけは、肝に銘じておいてください。がんになりやすいのは、ストイックでまじめな性格の人です。健康法に熱心になりすぎると、それがストレスになることがあります。

私は以前、ある銀行の定年退職のお祝いの会で講演をしたことがあります。その後の交流会で、10人のグループの方々に声をかけられました。

「まだまだ長生きしたいし、がんが怖いから、定年を機に禁煙します」

そのときの私は、タバコほど体に悪いものはないと思っていましたから、

「それはとてもいいことですね」

と答えました。ところが、この会話を聞いていた15人のグループが、

「大好きなタバコをやめてまで、長生きして何が楽しいんだよ」

と反論していました。

翌年、ふたたび同じ会に招かれました。すると、1年間で驚くべきことが起こっていました。禁煙グループの半分ががんを発症し、喫煙グループはだれもがんになっていなかったのです。

このとき、たばこよりもストレスのほうが発がん力が強いのではないかと、気づきました。たばこは、最悪の発がん物質ですから、吸わないほうがよいのです。しかし、禁煙が大きなストレスになるならば、それも考えものなのでしょう。

肺がんと1日の喫煙本数を調べた統計があります。1日50本吸う場合、肺がんの発症率は1本も吸わないときの15・3倍になりますが、1日10本までならば2・2倍です。1日3本、食事のあとだけにすれば、確率はもっと下がるでしょう。

この数字をどうとらえるかは、喫煙者の自己責任の範疇《はんちゅう》です。「体に悪いよなあ」と自覚するものに対しても、何ごとも「ほどほど」に楽しむ心の余裕が大事なのでしょう。

がんにならない体は、健康な腸と楽しい心がつくります。**何でもほどほどのところでできていれば、それでよしとするのもがん予防には大切なことです。**

あんなに「白い主食はとらないように」と本書でお話ししてきた私も、人と食事をした際の締めのご飯や、講演会で出されたお弁当に白米が入っていたときには、食べすぎない程度においしくいただいています。

「白米は絶対に食べません！」といって残したら、とても感じが悪いですし、そんな自分にストレスを覚えますよね。

毎日、腸によい食事をしているのならば、「今日はいいかな」と自分を許すことも大事。次の食事で水溶性の食物繊維やオリゴ糖、発酵食品など腸内細菌が喜ぶものやフィトケミカルを多めにとってあげれば、それで十分です。

「いま、腸によくないものを口にしているんだな」と認識できていれば、それを次の食事で補うことができるでしょう。

そうやって心穏やかに楽しみながら整腸術を実践していくことができれば、がんはおのずと遠ざかっていくものと、私は信じています。

2016年5月

藤田紘一郎

著者紹介
藤田紘一郎（ふじた　こういちろう）
1939年、旧満州ハルビン生まれ。医学博士。東京医科歯科大学名誉教授。専門は寄生虫学、熱帯医学、感染免疫学。1983年に寄生虫体内のアレルゲン発見で小泉賞を受賞。2000年にヒトATLウイルス伝染経路などで日本文化振興会社会文化功労賞および国際文化栄誉賞を受賞。
著書に『乳酸菌生活は医者いらず』（三五館）、『50歳からは炭水化物をやめなさい』（だいわ文庫）、『「腸スッキリ！」健康法』（PHP文庫）など多数ある。

編集協力――高田幸絵

本書は、書き下ろし作品です。

ＰＨＰ文庫　がんにならない整腸術

2016年6月15日　第1版第1刷

著　者　藤田紘一郎
発行者　小林成彦
発行所　株式会社ＰＨＰ研究所
東京本部　〒135-8137　江東区豊洲5-6-52
文庫出版部　☎03-3520-9617(編集)
普及一部　☎03-3520-9630(販売)
京都本部　〒601-8411　京都市南区西九条北ノ内町11
PHP INTERFACE　http://www.php.co.jp/
組　版　月岡廣吉郎
印刷所
製本所　共同印刷株式会社

ISBN978-4-569-76571-6